Mani Pandey
Ravinder Garg
Sourabh Kosey

Revisão da Utilização de Medicamentos sobre o Uso de Corticosteróides

Mani Pandey
Ravinder Garg
Sourabh Kosey

Revisão da Utilização de Medicamentos sobre o Uso de Corticosteróides

ScienciaScripts

Imprint

Any brand names and product names mentioned in this book are subject to trademark, brand or patent protection and are trademarks or registered trademarks of their respective holders. The use of brand names, product names, common names, trade names, product descriptions etc. even without a particular marking in this work is in no way to be construed to mean that such names may be regarded as unrestricted in respect of trademark and brand protection legislation and could thus be used by anyone.

Cover image: www.ingimage.com

This book is a translation from the original published under ISBN 978-3-659-79964-8.

Publisher:
Sciencia Scripts
is a trademark of
Dodo Books Indian Ocean Ltd. and OmniScriptum S.R.L publishing group

120 High Road, East Finchley, London, N2 9ED, United Kingdom
Str. Armeneasca 28/1, office 1, Chisinau MD-2012, Republic of Moldova, Europe
Printed at: see last page
ISBN: 978-620-8-04853-2

ÍNDICE

LISTA DE ABREVIATURAS

Abbreviation	Full Form
%	Percentage
DUR	Drug Utilization Review
TDDI	Total Drug-Drug Interactions
TD	Total Drugs
CYP3A4	Cytochrome P3A4
ACTH	Adenocorticotrophic Hormone
DOCA	Desoxycorticosterone Acetate
HPA-Axis	Hypothalmo-Pituitary Adrenal Axis
CRF	Corticotropin Releasing Factor
Adr	Adrenaline
BP	Blood Pressure
JGA	Juxta-Glomerlar Apparatus
DCT	Distal Convulated Tubule
AIP	Aldosterone Induced Proteins
CHF	Congestive Heart Failure
IgG	Immunoglobulin G
GH	Growth Hormone
cAMP	Cyclic Adenosine Mono Phosphate
RBCs	Red Blood Cells
PGs	Prostaglandins
LTs	Leukotrienes
PAF	Platelet Activating Factor
TXA2	Thromboxane A2
HETE	Hydroxyeicosatetraenoic Acid
HPETE	Hydroperoxyeicosatetraenoic Acid
CMI	Cell Mediated Immunity
IL	Interleukin
POMC	Propiomelanocortin II-Interleukin
TNF	Tumour Necrosis Factor
GM-CSF	Granulocytes Macrophages Colony Stimulating Factor
ELAM-1	Endothelial Leucocyte Adhesion Molecules 1
ICAM-1	Intercellular Adhesion Molecule 1
AP-1	Activator Protein-1
NF-KB	Nuclear Factor kB
MAP Kinase	Mitogen Activated Protein Kinase
CBG	Cortisol Binding Globulin
NSAID	Non-Steroidal Anti-Inflammatory Drugs
ADR	Adverse Drug reaction
MFNS	Mometasone Furoate
FP	Fluticasone Propionate
FF	Fluticasone Furoate
C	Ciclesonide
BUD	Budesonide
BDP	Beclomethasone Dipropionate

TAA	Triamcinolone Acetate
DM	Diabetes Mellitus
COPD	Chronic Obstructive Pulmonary Disease
ICS	Inhaled Corticosteroids
ICU	Intensive Care Unit
ALI	Acute Lung Injury

RESUMO

Objetivo: Determinar estatisticamente a percentagem de dados das questões abordadas pela Revisão da Utilização de Medicamentos (DUR) para a utilização de corticosteróides e mostrar a necessidade de monitorização para controlar as interações medicamentosas. Outros objectivos incluem a determinação da incidência de potenciais interações medicamentosas clinicamente relevantes (com fármacos, alimentos e doenças), bem como o cálculo da percentagem de interações graves, significativas e ligeiras encontradas ao abrigo dos objectivos principais da RDM (duplicação terapêutica, interações com doenças, dosagem inadequada de fármacos, duração inadequada, abuso clínico ou utilização indevida).

Método: Foi efectuado um estudo observacional de série de casos e os dados foram recolhidos de acordo com os critérios de inclusão e exclusão. Os medicamentos prescritos são rigorosamente analisados em termos de interações medicamentosas e de outros parâmetros, utilizando o verificador de interações medicamentosas disponível no Medscape, Drugs.com e vários manuais de interações medicamentosas, conforme disponíveis. Além disso, são referidas várias diretrizes emitidas pelas autoridades competentes.

Resultados: No total, 1928 fármacos de 199 casos foram analisados quanto a interações medicamentosas e verificou-se que a percentagem de incidência de interações medicamentosas graves é de 6 (0,97%), de interações significativas é de 371 (60,12%) e de interações medicamentosas menores é de 240 (38,90%), ou seja, TDDI=617. A análise da distribuição por grupos etários mostrou que o grupo etário dos 60-70 anos (34,52%) registou um maior número de interações medicamentosas, provavelmente devido a co-morbilidades e a uma maior utilização de corticosteróides para controlar as co-morbilidades no mesmo grupo etário. Outros parâmetros estudados no âmbito da DUR revelaram a incidência de abuso ou utilização indevida de medicamentos 66 (33,16%) e de interações medicamentosas 63 (31,65%), com uma taxa de incidência elevada no total de 199 casos em estudo. O mecanismo mais comum responsável pela interação medicamentosa foi o que afecta a enzima CYP3A4 386

(62,56%), seguido do mecanismo que antagoniza o efeito ou diminui o efeito 51 (8,26%) e do mecanismo menos envolvido, a glicoproteína-P 15 (2,43%).

Conclusão: O estudo DUR mostra a incidência de interações mais significativas, ou seja, 60,12%, sendo que o principal mecanismo de interação envolve a afetação do funcionamento das enzimas CYP3A4 intestinais ou hepáticas, responsável por 386 (62,56%) interações. Isto revela uma necessidade intensa de serviços de farmacêuticos clínicos, que farão tudo o que for necessário em termos de verificação de interações, verificação de RAM e monitorização de qualquer tipo de abuso clínico ou utilização indevida relacionada com medicamentos. Significa também a necessidade de monitorização informatizada da prescrição para retificar e verificar erros relacionados com a prescrição e as interações, de modo a que o envio de cartas de alerta possa ser feito com uma resposta rápida para retificar o problema ao mesmo tempo ou no decurso da sua ocorrência. A verificação das interações pode ser efectuada utilizando diferentes bases de dados de medicamentos, como Medscape, Toxindex, MEDRA, UPTODATE, etc. Isto poderia proporcionar e conduzir a melhores cuidados de saúde e, por conseguinte, a um melhor sistema de prestação de cuidados de saúde de qualidade.

CAPÍTULO 1.

INTRODUÇÃO

(1.1) Introdução:

(1.1) Revisão da utilização de medicamentos:

A Revisão da Utilização de Medicamentos (DUR) é definida como uma "revisão autorizada e estruturada da prescrição do médico, da dispensa do farmacêutico e da utilização de medicamentos pelo doente" (Parthasarathi et al., 2004). Envolve uma análise rigorosa da prescrição do doente e dos dados da medicação antes, durante e depois da dispensa, de modo a assegurar uma tomada de decisão terapêutica adequada e resultados positivos para o doente. Os estudos DUR centram-se geralmente no medicamento, sendo examinada a utilização de um único medicamento ou de uma classe de medicamentos (como os corticosteróides). Além disso, os estudos DUR podem centrar-se na indicação, em que é examinada a utilização de um medicamento ou de medicamentos para uma indicação específica. Os estudos DUR envolvem a recolha, a organização e a apresentação de estimativas ou medições da utilização de medicamentos. (Peng et al., 2002, Hennessy et al., 2003)

(1.2) Tipos de DUR:

(1.2.1) **Prospetiva:** avaliação da terapêutica e dos medicamentos de um doente antes de os medicamentos serem dispensados.

(1.2.2) **Simultânea:** monitorização contínua da terapia medicamentosa durante o curso do tratamento.

(1.2.3) **Retrospetiva:** revisão da terapia após o paciente ter recebido a medicação. (Moore et al., 1997)

(1.3) Importância dos programas DUR:

O programa DUR ajuda a interpretar, analisar e melhorar a prescrição, administração e utilização de medicamentos. Os programas DUR são capazes de fornecer aos médicos feedback sobre as suas prescrições e comportamentos de prescrição em comparação com critérios predefinidos, normas de prática aceites ou protocolos de tratamento, tais como os estabelecidos por organizações nacionais ou diretrizes aceites a nível mundial. Ajuda a auxiliar os sistemas de cuidados de saúde geridos e a conceber programas educativos que melhoram a prescrição racional, o cumprimento dos formulários e a adesão dos doentes. (Donohoe et al., 2014, Hennessy et al., 2003, Moore et al., 1997)

(1.4) Fases do DUR:

(1.4.1) Planeamento

(1.4.1.1) Identificar os medicamentos e a classe de medicamentos ou o tópico a ser estudado

(1.4.1.2) Conceção do estudo (observacional ou de intervenção)

(1.4.1.3) Critérios de inclusão e exclusão

(1.4.1.4) Conceção do formulário de recolha de dados

(1.4.2) Recolha de dados

(1.4.2.1) Recolha de dados

(1.4.3) Avaliação

(1.4.3.1) Avaliação dos dados

(1.4.4) Resultados, conclusões e reacções

(1.4.4.1) Cálculo do resultado

(1.4.4.2) Análise dos resultados

(1.4.4.3) Feedback

(1.4.5) Intervenções

(1.4.5.1) Implementar acções corretivas e preventivas

(1.4.6) Reavaliação

(1.4.6.1) Reavaliar a melhoria do consumo de drogas

(1.4.6.2) Rever o programa DUR, verificar o padrão e a utilização de medicamentos

(1.4.7) Feedback dos resultados

(1.4.7.1) Os resultados da intervenção e da implementação são comunicados

(Parthasarathi et al., 2004, Peng et al., 2002, Moore et al., 1997)

(1.5) Corticosteróides:

Os corticosteróides indígenas do corpo estão envolvidos numa vasta gama de sistemas fisiológicos normais, como a resposta ao stress, a resposta imunitária, o metabolismo dos hidratos de carbono, o catabolismo das proteínas, os níveis de electrólitos no sangue, o comportamento e a regulação da inflamação. Os fármacos pertencentes a esta classe são:

(1.5.1) Glucocorticóides (por exemplo: hidrocortisona, 11-dehidrocorticosterona, corticoesterona)

(1.5.2) Mineralocorticóides (por exemplo: aldosterona, 11-desoxicorticosterona, 11-desoxi-17-oxicorticosterona)

(1.5.3) Hormonas sexuais (por exemplo: androsterona e androstendiona, estrona, progesterona)

A formação destes fármacos está sob o controlo direto de uma hormona polipeptídica adrenocorticotrópica (ACTH, corticotrofina), que é processada pelo lobo anterior da hipófise. A ACTH humana é constituída por 39 aminoácidos e tem um peso molecular de cerca de 4500 daltons. Difere da ACTH animal nas composições de aminoácidos nas posições 29 a 33. (Tripathi, 2013)

Apresentam uma ação anti-inflamatória, dessensibilizante, anti-alérgica, imunodepressora e possuem também uma ação anti-choque e antitóxica. Os mineralocorticóides são os compostos que têm um efeito sobre o equilíbrio hídrico e eletrolítico do organismo, principalmente ao promoverem a retenção de sódio nos rins. As hormonas sexuais são as hormonas que afectam o sistema reprodutor. No organismo, as hormonas esteróides naturais são sintetizadas a partir do colesterol. O passo determinante é a oxidação da cadeia lateral do colesterol, que forma pregnenolona e aldeído isocapróico (Vardanyan e hoursuby, 2006). A atividade global e as utilizações estão descritas no quadro 1.1. (Tripathi, 2013, Saif, 2005, Hilal-Dandan e Brunton, 2013, Liu et al., 2013)

Quadro 1.1: Atividade dos corticosteróides sistémicos

(A) Glucocorticoids				
Compound	**Gluco-cortic o-ids**	**Mineral-corticoid s**	**Dose (Antiinflam ma-try)**	**Uses**
Hydrocortisone (Cortisol) - Short acting (Biological $t_{1/2}$< 12 hours)	1	1	20 mg	Replacement therapy (20 mg + 10 mg/day), shock, acute adrenal insufficiency [100 bolus + 100 infusions (I.V.)]
Prednisolone - Intermediate acting (Biological $t_{1/2}$ 12-36 hours)	4	0.8	5-60 mg/day oral, 10-40 mg I.M.	Allergic, autoimmune diseases, malignancies.
Methyl-prednisolone - Intermediate acting (Biological $t_{1/2}$ 12-36 hours)	5	0.5	4-32 mg	Retention enema in ulcerative colitis, Pulse therapy (1g infused I.V. every 6 hours), non-responsive rheumatoid arthritis, renal transplant, pemphigus etc
Triamcinolone - Intermediate acting (Biological $t_{1/2}$ 12-36 hours)	5	0	4-32mg Oral	I.M. intraarticular (10-40 mg), topically use also
Deflazacort -	3-4	0	60-120 mg	Inflammatory and

			initially, 6-18 mg Maintenance dose	immunological disorders, cause less growth retardation in children.
Intermediate acting (Biological $t_{1/2}$ 12-36 hours)				
Dexamethasone - Long acting (Biological $t_{1/2} > 36$ hours)	25	0	0.5-5 mg/day oral, 4-20 mg/day I.V.	Allergic, shock, cerebral, edema (does not cause fluid retention).
Betamethasone - Long acting (Biological $t_{1/2} > 36$ hours)	25	0	0.5-5 mg/day oral, 4-20 mg/day I.V.	Allergic, shock, cerebral, edema (does not cause fluid retention).

(B) Mineralocorticoids

Compound	Gluco-corticoids	Mineralo-corticoids	Equivalent dose (Salt Retaining)	Uses
Desoxycorticostero-ne acetate (DOCA)	0	100	2.5mg (Sublingual), 10-20 mg I.M.	Replacement therapy in addison's disease.
Fludrocortisone	10	150	50-200 ug/day	Replacement therapy in addison's disease, congenital adrenal hyperplasia, idiopathic postural hypotension.
Aldosterone	0.3	3000	Not used clinically	Low bioavailability and difficulty in

				regulating doses.

(1.6) Composição química

Todos os corticosteróides são derivados do ciclopentanofenantreno com cetogrupos em C-3 e C-20, uma ligação insaturada entre C-4 e C-5 (indicada como A4) e a presença de uma cadeia lateral axial β-CO-CH$_2$ OH em C-17. Diferem entre si pela presença de um grupo ceto- ou β-hidroxilo em C11, bem como em C17 ou C-18. Estas diferenças determinam as principais propriedades farmacológicas destes fármacos e dos seus precursores. Os esteróides ligam-se de forma reversível a duas proteínas do plasma: a globulina de ligação aos corticosteróides, que é uma$_2$ - globulina específica, e a albumina, que tem uma atividade inespecífica e uma afinidade fraca com os esteróides. Os esteróides livres que não se ligam às proteínas plasmáticas entram nas células-alvo por difusão passiva e ligam-se a proteínas de ligação solúveis citoplasmáticas (região aceitadora), formando um complexo de proteínas esteróides que entra no núcleo, onde interage com receptores de esteróides na cromatina. (Tripathi, 2013, Vardanyan e hoursuby, 2006)

(1.7) Biossíntese

Os corticóides são sintetizados nas células corticais supra-renais a partir do colesterol. A esteroidogénese adrenal ocorre sob a influência da ACTH, que torna mais colesterol disponível para conversão em pregnenolona e induz enzimas esteroidogénicas. Uma vez que as células corticais supra-renais armazenam apenas quantidades mínimas das hormonas, a taxa de libertação é regulada pela taxa de biossíntese. A regulação e a síntese são explicadas com a ajuda da figura 1.1. A taxa normal de secreção dos dois principais corticóides no homem é de Hidrocortisona: 0-20 mg por dia (quase metade desta quantidade nas poucas horas da manhã) e Aldosterona: 0,725 mg por dia. (Hilal-Dandan e Brunton, 2013, Saif, 2005, Tripathi, 2013)

(1.8) As camadas do córtex adrenal são:

(1.8.1)   Zona Glomerulosa (mais externa): segrega aldosterona (mineralocorticóide)

(1.8.2)   Zona Fasciculata (Média): segrega hidrocortisona (glucocorticoide)

(1.8.3)   Zona Reticular (Interior): segrega androgénio (desidroepiendrosterona)

(Tripathi, 2013, Hilal-Dandan e Brunton, 2013, Saif, 2005)

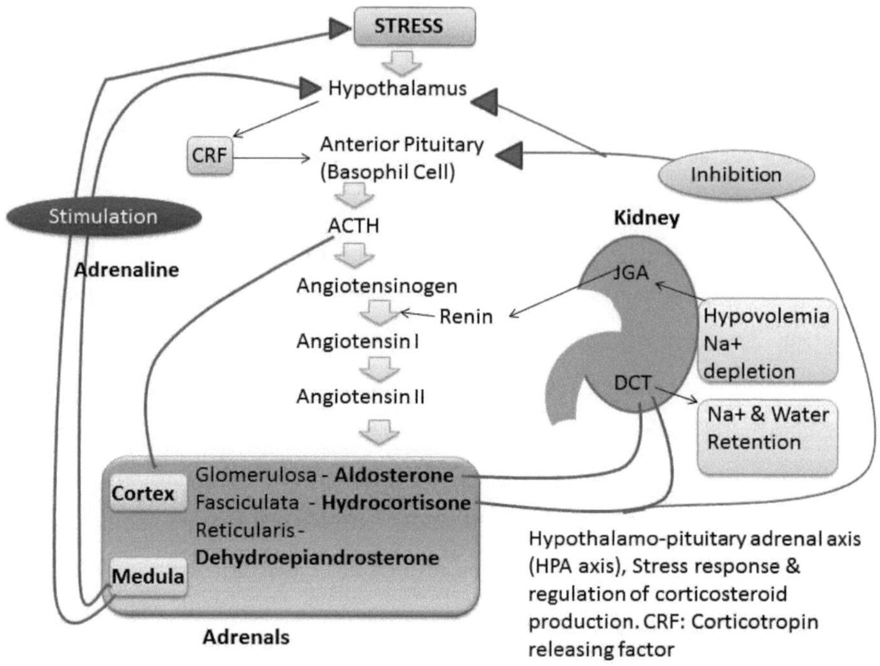

Figura 1.1: Eixo Hipotálamo-Pituitário Adrenal (Eixo HPA), Resposta ao Stress e Regulação da Produção de Corticosteróides. (Tripathi, 2013, Singer, 1972)

(1.9) Corticosteróides Acções:

Mantêm a homeostase fluido-eletrólito, cardiovascular, do substrato energético e o estado funcional dos músculos esqueléticos e do sistema nervoso. Preparam o organismo para resistir aos efeitos de todos os tipos de estímulos nocivos e de stress. Os corticóides têm algumas acções diretas e permissivas que têm um enorme potencial para diminuir a permanência nos hospitais (Tita e Ramsey, 2006). Por ação permissiva entende-se que, embora não produzam eles próprios um efeito, a sua presença facilita a outra hormona o exercício dessa ação, por exemplo, não têm qualquer efeito sobre a pressão sanguínea, mas a ação pressora da Adr (adrenalina) é acentuadamente atenuada na sua ausência. As acções dos corticóides estão descritas no quadro 1.2. (Hilal-Dandan e Brunton, 2013, Saif, 2005, Tripathi, 2013, Gupta e Bhatia, 2008)

Quadro 1.2: Acções dos corticosteróides

Acções dos glucocorticóides	Acções dos mineralocorticóides
O metabolismo dos hidratos de carbono, das proteínas e das gorduras e outras actividades que estão inseparavelmente ligadas a estes medicamentos comuns utilizados incluem a hidrocortisona, a prednisolona e a dexametasona. **Acções metabólicas:** **Hidratos de carbono:** diminuição da absorção e utilização da glicose acompanhada de um aumento da gluconeogénese; isto provoca uma tendência para a hiperglicemia. **Proteínas:** aumento do catabolismo, redução do anabolismo **Lípidos:** efeito permissivo sobre as hormonas lipolíticas e redistribuição da gordura, como se observa na síndrome de Cushing. **Acções regulamentares:** Hipotálamo e glândulas pituitárias anteriores: Uma ação de feedback negativo que resulta na redução da libertação de glucocorticóides endógenos. **Sistema cardiovascular:** redução da vasodilatação e diminuição da exsudação de fluidos. **Músculo-esquelético:** diminuição da atividade dos osteoblastos e aumento da atividade dos osteoclastos.	**Efeitos sobre o equilíbrio de Na^+, K^+ e fluidos:** Aumento da reabsorção de Na^+ no túbulo contorcido distal do rim. Aumento da excreção de K^+ e H^+. **Resultados da deficiência:** Diminuição da capacidade máxima de reabsorção tubular de Na^+, pelo que os rins não são capazes de reter Na^+ mesmo no estado de deficiência de Na^+, o Na^+ perde-se progressivamente e os rins absorvem água sem a presença de Na^+ (para manter o volume de fluido extracelular que No entanto, diminui), o que resulta numa hipernatremia dilucional, em que o excesso de água entra nas células para hidratação celular, mas diminui o volume sanguíneo e aumenta o hematócrito. A hipercalemia e a acidose acompanham-na . Estas distorções do equilíbrio dos fluidos e dos electrólitos progridem e contribuem para o colapso circulatório. Assim, estas acções tornam o córtex suprarrenal essencial para a

Acções dos glucocorticóides	Acções dos mineralocorticóides
Inflamação e imunidade: Inflamação aguda: diminuição do influxo e da atividade dos leucócitos. **Inflamação crónica** : diminuiu atividade das células mononucleares, diminuição da angiogénese, menos fibrose. **Tecido linfoide:** diminuição da expansão clonal das células T e das células B; diminuição da ação das células T secretoras de citocinas. **Mediadores:** Diminuição da produção e da ação de citocinas, incluindo interleucinas, fator de necrose tumoral alfa e fator estimulador de colónias de granulócitos e macrófagos Redução da produção de eicosanóides. Diminuição da produção de IgG. Diminuição dos componentes do complemento no sangue. Aumento da libertação de factores anti-inflamatórios, como a interleucina-10 e a anexina-1. **Efeitos globais:** Redução da atividade dos sistemas imunitários inato e adquirido, mas também	sobrevivência. **Ação da Aldosterona:** A ação da aldosterona exprime-se através do aumento da transcrição do ARNm mediada por genes nas células tubulares renais, que orienta a síntese de proteínas (proteínas induzidas pela aldosterona (AIP)). A Na+K+ATPase da membrana basolateral tubular, responsável pela geração de gradientes para o movimento de catiões nestas células, é a principal AIP. **Fosforilação e ativação de canais sensíveis à amilorida:** A síntese da subunidade beta do canal Na^+ sensível à amilorida também é induzida. Devido ao tempo necessário para induzir a síntese proteica, A aldosterona tem uma latência de ação de 1-2 horas. A aldosterona induz rapidamente a fosforilação e a ativação do canal Na^+ sensível à amilorida. **Efeitos adversos:** Retenção de líquidos e hipertensão Além disso, foi demonstrado que a aldosterona promove a fibrose miocárdica associada à ICC

Acções dos glucocorticóides	Acções dos mineralocorticóides
diminuição da cicatrização e diminuição dos aspectos protectores da resposta inflamatória.	(Insuficiência Cardíaca Congestiva) e a progressão da doença.

(1.10) Glucocorticóides Acções:

(1.10.1) Metabolismo dos hidratos de carbono e das proteínas:

Os glucocorticóides são catabólicos, promovem a gluconeogénese através da indução da glicogénio sintase hepática, inibem a utilização da glicose pelos tecidos periféricos e também promovem a deposição de glicogénio no fígado (avaliada com base nesta ação). Aumentam a libertação de glicose do fígado, resultando em hiperglicemia, estado semelhante à diabetes. Provocam o aumento da excreção de ácido úrico e também a degradação de proteínas e a mobilização de aminoácidos dos tecidos periféricos, responsáveis por efeitos secundários como perda de massa muscular, linfólise e perda de osteoide dos ossos e adelgaçamento da pele. Os aminoácidos assim mobilizados vão para o fígado e são utilizados na gluconeogénese, produzindo excesso de ureia e um balanço negativo de azoto. A sua função é manter os níveis de glucose no sangue durante a inanição, para que o cérebro continue a receber os seus nutrientes. (Tripathi, 2013, Saif, 2005, Hilal-Dandan e Brunton, 2013)

(1.9.1) Metabolismo das gorduras:

Promovem a lipólise devido ao glucagon, à hormona do crescimento (GH), à adrenalina (Adr) e à tiroxina. Além disso, a degradação dos triglicéridos induzida pelo AMPc é reforçada. Ocorre uma redistribuição da gordura corporal, ou seja, o tecido subcutâneo das extremidades perde gordura, que se deposita no rosto, no pescoço e nos ombros - "cara de lua", "boca de peixe", "corcunda de búfalo". A explicação é que os adipócitos periféricos são menos sensíveis à insulina; os corticosteróides aumentam a ação lipolítica da GH e da Adr, ao passo que os adipócitos torácicos e abdominais respondem principalmente ao aumento dos níveis de insulina sob a influência dos glucocorticóides. (Tripathi, 2013, Saif, 2005, Hilal-Dandan e Brunton, 2013)

(1.9.2) **Metabolismo do cálcio:**

Inibem a absorção intestinal e aumentam a excreção renal de Ca^{2+}. Há também perda de cálcio do osso indiretamente devido à perda de osteoide (diminuição da formação e aumento da reabsorção), causando um balanço negativo de cálcio. Os ossos esponjosos (vértebras, costelas, etc.) são mais sensíveis. (Hilal-Dandan e Brunton, 2013, Saif, 2005, Tripathi, 2013)

(1.9.3) **Excreção de água:**

Aumentam a atividade secretora dos túbulos renais, ação independente da ação sobre o transporte de Na^+; a hidrocortisona e outros glucocorticóides, mas não a aldosterona, mantêm a taxa de filtração glomerular normal. Na insuficiência suprarrenal, a capacidade de excretar uma carga de água é acentuadamente reduzida, pelo que os doentes são propensos a intoxicação por água em infusões intravenosas. (Tripathi, 2013, Saif, 2005, Hilal-Dandan e Brunton, 2013)

(1.9.4) **Sistema cardio-vascular:**

Mantêm o tónus das arteríolas e a contratilidade do miocárdio ao restringir a permeabilidade capilar. Quando aplicados topicamente, causam vasoconstrição cutânea e também desempenham um papel permissivo no desenvolvimento da hipertensão, o que torna a sua utilização cautelosa em hipertensos.

Na insuficiência suprarrenal ocorre baixo débito cardíaco, dilatação arteriolar, má resposta à Adr (doses repetidas de Adr causam alterações destrutivas nos vasos sanguíneos) e aumento da permeabilidade dos capilares. Estas alterações, juntamente com a hipovolemia (devido à falta de mineralocorticóides), são responsáveis pelo colapso cardiovascular. (Hilal-Dandan e Brunton, 2013, Saif, 2005, Tripathi, 2013)

(1.9.5) **Músculos esqueléticos:**

É necessário um nível ótimo de corticosteróides para uma atividade muscular normal. A fraqueza ocorre tanto no hipo como no hipercorticismo, mas as causas são diferentes.

Hipocorticismo: a diminuição da capacidade de trabalho e a fraqueza devem-se principalmente a uma circulação hipodinâmica.

Hipercorticismo: o excesso de ação mineralocorticóide leva a hipocaliemia e fraqueza e o excesso de ação glucocorticoide resulta em perda de massa muscular, miopatia e fraqueza. (Tripathi, 2013, Saif, 2005, Hilal-Dandan e Brunton, 2013)

(1.9.6) Sistema Nervoso Central:

A euforia ligeira é bastante comum com doses farmacológicas de glucocorticóides. Trata-se de um efeito direto no cérebro, que por vezes progride para provocar um aumento da atividade motora, insónia e hipomania ou depressão. Por outro lado, os doentes com doença de Addison sofrem de apatia, depressão e, ocasionalmente, psicose.

Os glucocorticóides também mantêm o nível de perceção sensorial e o nível normal de excitabilidade dos neurónios. O uso cauteloso de doses elevadas em doentes com convulsões deve ser justificado. Esta ação é independente das alterações electrolíticas no cérebro e não é partilhada pela aldosterona. (Hilal-Dandan e Brunton, 2013, Saif, 2005, Tripathi, 2013)

(1.9.7) Estômago:

Aumentam a secreção de ácido gástrico e pepsina, o que pode agravar a úlcera péptica. (Tripathi, 2013, Saif, 2005, Hilal-Dandan e Brunton, 2013)

(1.9.8) Tecido linfoide e células sanguíneas:

Têm uma resposta lítica marcada contra as células linfóides malignas (as células T são mais sensíveis do que as células B), o que constitui a base da sua utilização nos linfomas.

Os glicocorticóides aumentam o número de hemácias, plaquetas e neutrófilos na circulação. Diminuem os linfócitos, os eosinófilos e os basófilos. Isto não se deve à destruição destas células, mas sim ao seu sequestro nos tecidos, mas as contagens sanguíneas voltam ao normal após 24 horas. (Hilal-Dandan e Brunton, 2013, Saif, 2005, Tripathi, 2013)

(1.9.9)   Resposta inflamatória:

Qualquer resposta inflamatória causal é suprimida pelos glucocorticóides, o que constitui a base da maioria das suas utilizações clínicas. A ação é inespecífica e abrange todos os componentes e fases da inflamação. Isto inclui a redução do aumento da permeabilidade capilar, da exsudação local, da infiltração celular e da atividade fagocitária, das respostas tardias como a proliferação capilar, a deposição de colagénio, a atividade fibroblástica e, por fim, a formação de cicatrizes. Os sinais cardinais da inflamação - vermelhidão, calor, inchaço e dor - são suprimidos. Os glucocorticóides interferem em várias etapas da resposta inflamatória, mas o mecanismo global mais importante parece ser a limitação do recrutamento de células inflamatórias no local e a produção de mediadores pró-inflamatórios como as prostaglandinas (PGs), os leucotrienos (LTs) e os factores de ativação plaquetária (PAFs) através da inibição da fosfolipase A_2. O mecanismo pormenorizado é explicado na figura 2 (Tripathi, 2013, Saif, 2005, Hilal-Dandan e Brunton, 2013). Os corticóides são apenas paliativos, não eliminam a causa da inflamação e a doença subjacente continua a progredir enquanto as manifestações são atenuadas.

Favorecem a propagação de infecções porque a capacidade das células de defesa para matar os microrganismos é prejudicada. Também interferem na cicatrização e na formação de cicatrizes. A úlcera péptica pode perfurar de forma assintomática com o uso indiscriminado de corticóides, o que pode ser perigoso (Tripathi, 2013, Saif, 2005, Hilal-Dandan e Brunton, 2013)

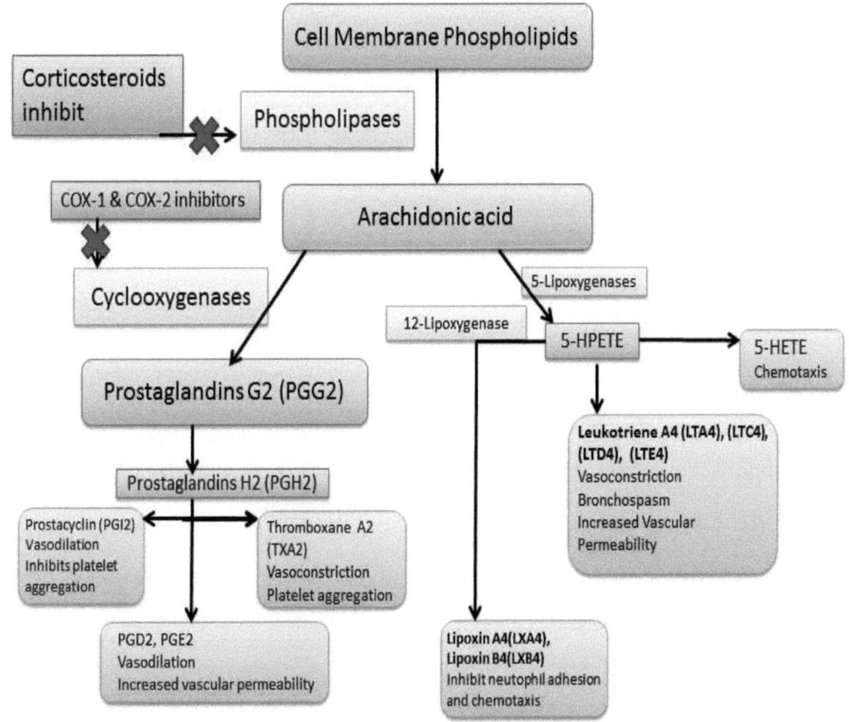

Figura 1.2: Mecanismo de inibição dos mediadores inflamatórios e de vários outros mediadores do processo pelos corticosteróides. (Robbins e Cotran, 1979)

(1.9.10) Respostas imunológicas e alérgicas:

Suprimem todos os tipos de hiper-sensibilização e fenómenos alérgicos que conduzem à incompetência imunológica. Em concentrações elevadas e *invitro*, demonstraram interferir em praticamente todas as fases da resposta imunológica, mas em doses terapêuticas *invivo* não se verifica qualquer comprometimento da produção de anticorpos ou da função do complemento. O efeito clínico parece dever-se à supressão do recrutamento de leucócitos no local de contacto com o antigénio e da resposta inflamatória à lesão imunológica.

Causam uma maior supressão da imunidade mediada por células (IMC), na qual as células T estão primariamente envolvidas, por exemplo, hipersensibilidade retardada e rejeição de enxertos, base de utilização em doenças auto-imunes e transplante de órgãos. Os factores envolvidos podem ser a inibição da libertação de (interleucina-1) IL-1 dos macrófagos, a inibição da formação de (interleucina-2) IL-2 e a ação sobre a proliferação de células T não é estimulada, a supressão das células assassinas naturais. A ação geral parece ser a interrupção da comunicação entre as células envolvidas no processo imunitário, interferindo na produção ou na ação das linfocinas. (Hilal-Dandan e Brunton, 2013, Saif, 2005, Tripathi, 2013)

(1.10) Considerações genéticas:

Os corticosteróides diferenciados em glucocorticóides e mineralocorticóides são bem apoiados geneticamente na sua ação e mecanismo. Os mecanismos celulares com participação genética estão resumidos na tabela 1.3. (Tripathi, 2013, Saif, 2005, Hilal-Dandan e Brunton, 2013, Hafezi-Moghadam et al., 2002, Singh et al., 2013, Richard et al., 2009, Barnes e Pedersen, 1993)

Quadro 1.3: Acções celulares dos glucocorticóides mediadas por genes

Mecanismo	Ação
Translocação dos transportadores de glucose da membrana plasmática para locais mais profundos.	Diminuição da captação e utilização de glicose nos tecidos periféricos
Indução de enzimas gluconeogénicas hepáticas.	Aumentar a produção de glucose a partir de aminoácidos
Indução da glicogénio sintase hepática	Deposição de glucose nos hepatócitos
Alterações específicas do local na sensibilidade dos adipócitos à hormona do crescimento, à adrenalina e à insulina	Alteração da distribuição da gordura corporal
Aumento da expressão dos receptores vasculares adrenérgicos e ATI; Ativação da óxido nítrico sintase endotelial	Reatividade aumentada à substância vasopressora; proporciona efeitos protectores cardiovasculares agudos.
Diminuição da expressão do gene POMC	Diminuição da produção de ACTH

nos corticotrofos hipofisários	
Acções anti-inflamatórias e imunossupressoras:	
Introdução de anexinas em macrófagos, endotélio e fibroblastos; regulação negativa da COX-2	As anexinas inibem a fosfolipase A_2 - diminuição da produção de PGs, LTs e PAF; diminuição de PGs induzíveis produção.
Células macrófagos e monócitos, factores como o ácido araquidónico e os seus metabolitos (prostaglandinas e leucotrienos como IL-1, IL-6) inibição	Inibida em parte pela indução por glucocorticóides de uma proteína (lipocortina) que inibe a fosfolipase A2. A produção e a libertação de citocinas são bloqueadas.
Regulação negativa de genes para citocinas em macrófagos, células endoteliais e linfócitos e diminuição da produção de colagenase e estromolisina	Diminuição da produção de citocinas (IL-1, IL-2, IL-3, IL-6, TNF-alfa, GM-CSF, interferão gama-proliferação de fibroblastos) e supressão das funções dos linfócitos T, o que interfere com a quimiotaxia
Diminuição da produção de reagentes de fase aguda pelos macrófagos e células endoteliais	Interferência na função do complemento, diminuição da acetilação das histonas e da MAP quinase.
Diminuição da produção de ELAM-1 e ICAM-1 nas células endoteliais que são críticas para a localização de leucócitos.	A adesão e a localização dos leucócitos são afectadas
Diminuição da expressão dos factores de transcrição AP-1, NF-kB	Prevenção da destruição dos tecidos
POMC: propiomelanocortina II-Interleucina, **TNF:** fator de necrose tumoral alfa,	

GM-CSF: fator estimulador de colónias de granulócitos e macrófagos, **ELAM-1:** moléculas de adesão de leucócitos endoteliais 1, **ICAM-1:** molécula de adesão intercelular 1, **AP-1:** proteína activadora-1, **NF-kB:** fator nuclear kB, **MAP quinase:** Proteína quinase activada por mitogénio.

(1.11) Farmacocinética:

(1.11.1) Absorção:

Todos os corticóides naturais e sintéticos, exceto o acetato de desoxicorticosterona (DOCA), são absorvidos e são eficazes por via oral. Os ésteres hidrossolúveis (como a hidrocortisona, o hemi-succinato e o fosfato sódico de dexametasona) podem ser administrados por via intravenosa ou intramuscular, actuam rapidamente e atingem concentrações elevadas nos fluidos tecidulares. Os ésteres insolúveis, como o acetato de hidrocortisona e o acetonido de triamcinolona, não podem ser injectados por via intravenosa, mas são lentamente absorvidos por via intravenosa e produzem efeitos mais prolongados. A hidrocortisona sofre um elevado metabolismo de primeira passagem, com uma baixa taxa de atividade oral e parentérica. A biodisponibilidade oral dos corticóides sintéticos é elevada. (Czock et al., 2005, Hilal-Dandan e Brunton, 2013, Saif, 2005, Tripathi, 2013)

(1.11.2) Distribuição:

A hidrocortisona liga-se em 90% às proteínas plasmáticas, principalmente a uma globulina específica de ligação ao cortisol (CBG), ou seja, a transcortina, bem como à albumina. A concentração de transcortina aumenta durante a gravidez e os contraceptivos orais aumentam os níveis de corticóides no sangue, mas não ocorre hipercorticismo, porque os níveis de cortisol livre são normais. (Tripathi, 2013, Hilal-Dandan e Brunton, 2013, Saif, 2005)

(1.11.3) Metabolismo:

As vias de metabolização dos corticóides pelas enzimas microssomais hepáticas são:

(1.11.3.1) Redução da ligação dupla 4, 5 e hidroxilação do grupo ceto 3.

(1.11.3.2) Redução do 20 ceto à forma 20-hidroxi.

(1.11.3.3) Clivagem oxidativa da cadeia lateral 20C (apenas no caso de compostos com um grupo 17-hidroxilo) para produzir 17-cetosteróides.

Estes metabolitos são posteriormente conjugados com ácido glucorónico ou sulfato e são excretados na urina. Os derivados sintéticos são mais resistentes ao metabolismo e têm uma ação mais prolongada. A fenobarbitona e a fenitoína induzem o metabolismo da hidrocortisona, da prednisolona e da dexametasona, etc., diminuindo o seu efeito terapêutico. (Saif, 2005, Hilal-Dandan e Brunton, 2013, Tripathi, 2013)

(1.11.4) Eliminação:

O $t_{1/2}$ plasmático da hidrocortisona é de 1,5 horas. No entanto, o t biológico$_{1/2}$ é mais longo devido à ação através de receptores intracelulares e à regulação dos efeitos da síntese proteica que persistem muito tempo depois de o esteroide ser removido do plasma por via de excreção renal. (Tripathi, 2013, Saif, 2005, Hilal-Dandan e Brunton, 2013)

(1.12) Utilizações:

Há certos pontos que devem ser lembrados e seguidos antes de usar corticóides, conforme resumido na tabela 1.4. (Liu et al., 2013, Todd et al., 2002, Carlos et al., 2013)

Tabela 1.4: Diretrizes gerais para a utilização de corticosteróides

Uma dose única (mesmo excessiva)	Não é nocivo e pode ser utilizado para tratar uma crise mortal, mesmo quando o benefício não é certo.
Cursos de curta duração (mesmo em doses elevadas)	Não é suscetível de ser prejudicial na ausência de contra-indicações.
Utilização a longo prazo	Potencialmente perigoso: manter a duração do tratamento e a dose no mínimo, que é encontrado por tentativa e erro; mesmo o

	alívio parcial pode ter de ser tolerado.
Retirada abrupta: Alterar > 2 a 3 semanas de terapêutica com corticóides	Pode precipitar a insuficiência suprarrenal.
Infeção, traumatismo grave ou qualquer stress durante a terapêutica com corticóides	Aumentar a dose.
Preferir uma terapia local	Cutânea, inalada, intra-nasal, etc., sempre que possível.
Casos ligeiros	Comece com a dose mais baixa e vá aumentando a dose até encontrar a dose correta.

(1.12.1) Terapia de substituição

(1.13.1.1) **Insuficiência suprarrenal aguda:** É uma situação de emergência tratada com hidrocortisona ou dexametasona administrada por via intravenosa, primeiro em bolus e depois em infusão, juntamente com solução salina isotónica e solução de glucose. A quantidade de líquido infundido por via intravenosa é orientada pela monitorização da pressão venosa central, uma vez que estes doentes têm uma capacidade reduzida de excretar a carga de água. Pode ser necessária uma infusão intravenosa de vasopressor (dopamina) a curto prazo. (Tripathi, 2013, Todd et al., 2002)

(1.13.1.2) **Insuficiência suprarrenal crónica (doença de Addison):** A hidrocortisona pode ser utilizada juntamente com sal e água. Alguns doentes podem necessitar de um mineralocorticóide, sendo depois adicionada fludrocortisona. (Tripathi, 2013, Todd et al., 2002)

(1.13.1.3) **Hiperplasia suprarrenal congénita (síndrome adrenogenital):** Trata-se de uma deficiência genética das enzimas esteroidogénicas, principalmente da 21-hidroxilase. Como resultado, a síntese de hidrocortisona e aldosterona é afetada. Há um aumento compensatório da secreção de ACTH que leva à hipertrofia das supra-renais. Como a deficiência enzimática é apenas parcial na maioria dos casos, são produzidas quantidades normais de glucocorticóides e mineralocorticóides, juntamente com quantidades excessivas de androgénios fracos, causando virilização ou desenvolvimento sexual precoce. Se a deficiência for grave, também ocorre perda de sal. O tratamento consiste em administrar hidrocortisona 0,6 mg/kg diariamente em doses divididas, 24 horas por dia, para manter a supressão do feedback da pituitária. Se a perda de sal persistir, pode ser adicionada fludrocortisona 70-20 mcg/kg por dia. (Tripathi, 2013, Todd et al., 2002)

(1.12.2) Farmacoterapia (Para doenças não endócrinas)

Têm um potencial de melhoria muito eficaz para tratar muitas doenças graves.

(1.12.2.1) Artritides

(1.12.2.1.1) **Artrite reumatoide**: As injecções intra-articulares de corticóides podem ser utilizadas para alívio a longo prazo, sendo as recomendações de utilização e dose apresentadas no quadro 1.5. (Dahl e Hammert, 2012, Neustadt, 2006, Lavelle et al., 2007) Indicadas apenas em casos graves como adjuvantes dos AINE, quando o sofrimento e a incapacidade persistem apesar de outras medidas, ou quando existem manifestações sistémicas. (Criswell et al., 1998, Liu et al., 2013, Handa, 2012)

Tabela 1.5: Corticosteróides utilizados em injecções intra-articulares

Corticosteróides	Habitual Doses	Contra-indicações
Tebutato de hidrocortisona	25-100 mg	• Infeção local no local da injeção.
Acetato de betametasona	1,5-6 mg	• Terapia anticoagulante.
Betametasona Sódica fosfato		• Diabetes mellitus não controlada
Acetato de metilprednisolona	4-40 mg	• Destruição ou deformidade grave das articulações
Acetonido de triamcinolona	5-40 mg	• Obesidade (suficientemente grave
Diacetato de triancinolona		para dificultar a penetração na
Triamcinolona		articulação)

hexacetonida		

Técnica de injeção intra-articular

- Em primeiro lugar, marcar um contorno anatómico no local da injeção.
- Aspirar do local enquanto se estica a pele para detetar qualquer sangue ou líquido sético.
- Utilizar uma compressa de algodão para minimizar a hemorragia ou uma gaze.
- Monitorizar e tranquilizar o doente.

Dosagem de acordo com o tamanho da junta

Articulações	Dose
Para pequenas articulações (Mão e Pé)	2,5-10 mg
Para o joelho, tornozelo e ombro	20-40 mg
Para a anca	25-40 mg
Para a terapia intrabrusal, (trocânter anca) ou anserina-joelho)	15-40 mg

(1.12.2.1.2) **Osteoartrite:** A utilização de corticóides é rara, mas a injeção intra-articular de um esteroide pode ser utilizada para controlar uma exacerbação aguda. As injecções podem ser repetidas 2-3 vezes por ano, mas podem causar destruição da articulação. (Criswell et al., 1998, Liu et al., 2013, Handa, 2012)

(1.12.2.1.3) **Febre reumática:** Utilizados apenas em casos graves com cardite e ICC (insuficiência cardíaca congestiva), porque proporcionam um alívio mais rápido do que a aspirina ou em doentes que não respondem à aspirina. A aspirina é administrada em complemento e é mantida após a retirada dos corticóides. (Criswell et al., 1998, Liu et al., 2013, Handa, 2012)

(1.12.2.1.4) **Gota:** Os corticóides de curta duração só devem ser utilizados na artrite gotosa aguda quando os AINE não proporcionam alívio e a colchicina não é tolerada. A injeção intra-articular de um glucocorticoide solúvel é preferível à terapêutica sistémica. Embora sejam uricosúricos, a sua utilização na gota crónica não é recomendada. (Criswell et al., 1998, Liu et al., 2013, Handa, 2012)

(1.12.2.2) **Doenças do colagénio:** Casos como o lúpus eritematoso sistémico, a poliarterite nodosa, a dermatomiosite, a síndrome nefrótica, a glomerulonefrite e doenças afins necessitam de corticóides. Estes podem salvar vidas e a terapêutica é geralmente iniciada com doses elevadas que são reduzidas para uma dose de manutenção quando ocorre a remissão. (Criswell et al., 1998, Liu et al., 2013, Handa, 2012)

(1.12.2.3) **Reacções alérgicas graves:** Pode ser utilizado por períodos curtos em anafilaxia, edema angioneurótico, urticária e doença do soro. Contudo, mesmo a injeção intravenosa de esteróides demora 1-2 horas a atuar e não substitui a adrenalina (que actua imediatamente) no choque anafilático e no angioedema da laringe. A utilização tópica é feita na conjuntivite e rinite alérgicas. (Criswell et al., 1998, Liu et al., 2013, Handa, 2012)

(1.12.2.4) **Doenças auto-imunes:** Anemia hemolítica autoimune, púrpura trombocitopénica idiopática, hepatite crónica ativa que responde a

corticóides. A prednisolona 1-2 mg/kg/dia é administrada até à remissão, seguida de uma retirada gradual ou de uma dose baixa de manutenção, consoante a resposta. A remissão pode também ser induzida em casos graves de miastenia gravis, em que a sua utilização é adjuvante da neostigmina. (Israels, 1964)

(1.13.2.5) **Asma brônquica:** A instituição precoce da terapêutica com glucocorticóides inalados é atualmente recomendada na maioria dos casos que necessitam de agonistas p_2 inalados quase diariamente. Os corticosteróides sistémicos são utilizados apenas para:

(1.13.2.5.1) **Estado asmático:** Glucocorticoide intravenoso e retirar quando a emergência tiver terminado.

(1.13.2.5.2) **Exacerbação aguda da asma:** tratamento curto com doses elevadas de corticoide oral, seguido de retirada gradual.

(1.13.2.5.3) **Asma crónica grave:** esteróides inalados e broncodilatadores não controlados adicionar prednisolona em dose baixa diariamente ou em dias alternados (Roy et al., 2011, Singh et al., 2013, Hansen et al., 2005, Barnes, 2010).

(1.13.2.6)**Outras doenças pulmonares e Gravidez pré-termo:** Beneficiam a pneumonia por aspiração e o edema pulmonar por afogamento. Administrados no final da gravidez, os corticóides aceleram a maturação pulmonar e a produção de surfactante no feto e previnem a síndroma de dificuldade respiratória no nascimento. Podem ser administradas à mãe duas doses de betametasona 12 mg I.M. com um intervalo de 24 horas, caso se preveja um parto prematuro. Verifica-se que os corticosteróides pré-natais previnem a síndrome de dificuldade respiratória. (Erhuma, 2012, Tang et al., 2009, Egerman et al., 1998, Penney, 1999, Roberts e Dalziel, 2006, Miracle et al., 2008)

(1.13.2.7)**Doenças infecciosas:** São indicados apenas em doenças infecciosas graves para eliminar crises ou prevenir complicações; são indicados em condições como formas graves de tuberculose, reação grave à lepra e certas formas de meningite bacteriana e pneumonia por Pneumocystis carinii com hipoxia em doentes com SIDA. (Criswell et al., 1998, Liu et al., 2013, Handa, 2012)

(1.13.2.8)**Doenças oculares:** Num grande número de doenças oculares inflamatórias, podem prevenir a cegueira. A instilação tópica sob a forma de gotas oculares ou pomada é eficaz em doenças da câmara anterior, conjuntivite alérgica, irite iridociclite, queratite, etc. Normalmente, os esteróides não devem ser utilizados em condições infecciosas. Mas se a inflamação for grave, podem ser aplicados em conjunto com um antibiótico eficaz. As afecções do segmento posterior, como a retinite, a neurite ótica e a uveíte, requerem uma terapia sistémica com esteróides. Ocasionalmente, é administrada uma injeção retro bulbar para evitar efeitos secundários sistémicos. (Srinivasan et al., 2012)

(1.13.2.9)**Doenças da pele:** Os corticosteróides tópicos são amplamente utilizados e são altamente eficazes em muitas doenças cutâneas eczematosas. É necessária uma terapia sistémica (que pode salvar vidas) no pênfigo vulgar, na dermatite esfoliativa, na síndrome de Stevens Johnson e noutras afecções graves. (Tripathi, 2013) Para o tratamento de doenças cutâneas, estão disponíveis várias préparações de corticóides, como indicado no quadro 1.6. (Tripathi, 2013, Carlos et al., 2013, Sastre e Mosges,

2012, Jackson, 1963, Hengge et al., 2006)

Quadro 1.6: Preparações de corticosteróides disponíveis

Oral	Tópicos	Injetável	Outros (Inalação, Supositórios, Espuma rectal, Solução ótica, Oftálmica)
- Betametasona - Cortisol (hidrocortisona) - Cipionato de cortisol (hidrocortisona) - Acetato de cortisona - Dexametasona - Acetato de fludrocortisona (sob a forma de mineralocorticoi-d) - Flunisolida - Metilprednisol-ona - Acetato de parametasona - Prednisolona - Fosfato sódico de	- Dipropionato de aclometasona - Amcinonida - Dipropionato de beclometasona - Benzoato de betametasona - Valerato de betametasona - Propionato de clobetasol - Clocortolon epivalano - Cortisol (hidrocortisona) - Cortisol (hidrocortisona) acetato - Cortisol (hidrocortisona) butirato	- Fosfato sódico de betametasona - Acetato de sódio de betametasona - Cortisol (hidrocortisona) - Acetato de cortisol (hidrocortisona) - Fosfato de sódio de cortisol (hidrocortisona) - Succinato sódico de cortisol (hidrocortisona) - Acetato de cortisona - Acetato de dexametasona - Fosfato sódico de	- Dipropionato de betametasona (Inalação) - Cortisol (hidrocortisona) (enema, soluções óticas) - Acetato de cortisol (hidrocortisona) (supositórios, espuma rectal) - Desonide (Solução ótica) - Fosfato sódico de dexametasona (Oftálmico, inalação) - Flunisolide (Inalação, nasal) - Flurometolona

prednisolona	- Valerato de cortisol (hidrocortisona)	dexametasona	(Oftálmico)
- Prednisona	- Desonida	- Acetato de metilprednisolona	- Medrysone (Oftálmico)
- Triamcinolona	- Desoximetasona	• Succinato sódico de metil prednisolona	- Acetato de prednisolona (Oftálmico)
- Diacetato de triancinolona	- Dexametasona	• Acetato de prednisolona	• Prednisolona sódica (Oftálmica)
	- Fosfato sódico de dexametasona	• Fosfato sódico de prednisolona	• Triamcinolona acetonida (Inalação)
	- Diacetato de diflorasona	• Terbutato de prednisolona	
	• Acetonido de flucinolona	• Acetonido de triamcinolona	
	• Flucinonida	• Diacetato de triancinolona	
	• Flurandrenolida	• Hexacetonido de triancinolona	
	• Halcinonida		
	• Acetato de metilprednisolona		
	• Furoato de mometasona		
	• Acetonido de triamcinolona		

(1.13.2.10) **Doenças intestinais:** A colite ulcerosa, a doença de Crohn e a doença celíaca são doenças inflamatórias intestinais crónicas com remissões e exacerbações. Os corticóides são indicados durante as fases agudas, podendo ser utilizados por via oral ou como enema de retenção (para o ambiente do cólon). Alguns defendem pequenas doses de manutenção para evitar recaídas. (Tripathi, 2013)

(1.13.2.11) **Edema cerebral:** Devido a tumores, meningite tuberculosa, etc., responde aos corticóides. A dexametasona ou a betametasona são preferidas porque não têm atividade de retenção de Na^+. O seu valor no edema cerebral traumático e pós-acidente vascular cerebral é questionável. A administração de doses elevadas logo após uma lesão da coluna vertebral pode reduzir a sequela neurológica resultante. Um curto período de 2-4 semanas de prednisolona oral pode acelerar a recuperação da paralisia de Bell e a exacerbação aguda da esclerose múltipla. Neste último caso, no início pode ser administrada metilprednisolona 1 g I.V. diariamente durante 2-3 dias. (Tripathi, 2013, Society, 2008)

(1.13.2.12) Neurocisticercose: Quando o albendazol ou o praziquantel são utilizados para matar cisticercos alojados no cérebro, é administrada prednisolona 40 mg/dia ou equivalente durante 24 semanas para suprimir a reação às larvas moribundas. (Tripathi, 2013)

(1.13.2.13) Doenças malignas: Os corticóides são um componente essencial da quimioterapia combinada da leucemia linfática aguda, da doença de Hodgkin e de outros linfomas, devido à sua marcada ação linfocítica nestas condições. Têm um papel secundário no carcinoma da mama responsivo a hormonas, actuando provavelmente através da supressão da hipófise adrenal, diminuindo a produção de androgénios adrenais que são convertidos em estrogénios no organismo. Os corticóides também proporcionam alívio sintomático noutros tumores malignos avançados, melhorando o apetite e controlando a hipocalcemia secundária. Para esta última, contudo, os bifosfonatos são mais eficazes e substituíram os corticosteróides. (Tripathi, 2013)

(1.13.2.14) Transplante de órgãos e aloenxerto de pele: São administradas doses elevadas de corticóides juntamente com outros imunossupressores para prevenir a reação de rejeição, seguidas de doses baixas de manutenção. (Tripathi, 2013)

(1.13.2.15) Choque sético: A terapia com altas doses de corticosteróides para o choque sético foi abandonada, porque piora o resultado. No entanto, muitos destes doentes têm uma insuficiência suprarrenal relativa. Estudos recentes documentaram os efeitos benéficos da terapêutica de baixa dose (hidrocortisona 100 mg tds infusão intravenosa durante 5-7 dias) em doentes com insuficiência suprarrenal e que necessitam de fármacos vasopressores apesar da reposição adequada de fluidos. (Beale et al., 2010, Sprung et al., 2008)

(1.13.2.16) **Tempestade da tiroide:** Muitos doentes com tempestade tiroideia apresentam concomitantemente insuficiência suprarrenal. Além disso, os corticosteróides reduzem a conversão periférica de T4 em T3. A hidrocortisona 100 mg tds pode melhorar o resultado. (Tripathi, 2013)

(1.13.2.17) **Para testar a função do eixo adrenal-hipofisário:** A dexametasona suprime o eixo adreno-hipofisário em doses que não contribuem para a presença de metabolitos de esteróides na urina. A capacidade de resposta do eixo pode ser testada medindo a excreção diária de metabolitos de esteróides na urina. (Tripathi, 2013, Lansang e Hustak, 2011)

(1.13.2.18) **Veneno/Inveja/Carvalho/Sumac:** A prednisona é utilizada de forma gradual, começando com 1 mg/kg/dia ou 30 a 60 mg por dia (0,5 mg/kg/dia para crianças), com uma duração total da terapêutica de 14 a 21 dias. (Fardet et al., 2007, Gören e Tewksbury, 2013)

(1.13.2.19) **Meningite tuberculosa:** Verificou-se que os corticosteróides diminuem significativamente o risco de morte em 22% (redução do risco relativo) e melhoram a sobrevivência sem incapacidade em cerca de 22% na meningite tuberculosa. (Kadhiravan e Deepanjali, 2010, Thwaites et al., 2007)

(1.13.2.20) **Pericardite tuberculosa:** Uma meta-análise destes ensaios concluiu que os corticosteróides diminuíram o risco de mortalidade por todas as causas em 35% (redução do risco relativo) em doentes seronegativos para o VIH com pericardite tuberculosa. Os corticosteróides não reduziram significativamente a necessidade de pericardiectomia. No entanto, os corticosteróides resultaram numa modesta melhoria de 45% na sobrevivência livre de incapacidade aos dois anos, com uma heterogeneidade considerável entre os ensaios. (Kadhiravan e Deepanjali, 2010)

(1.13.2.21) **Dor de garganta:** Os esteróides não são atualmente recomendados para utilização de rotina no tratamento dos sintomas de dor de garganta. A revisão cochrane de Keri Bergeson concluiu que os doentes com dor de garganta grave ou exsudativa beneficiam da redução da dor com corticosteróides, utilizados como adjuvantes de antibióticos e outros analgésicos, sem risco acrescido de danos. No entanto, a utilização de corticosteróides nesta população de doentes responderia a uma preocupação prática dos que procuram alívio dos sintomas e tem o potencial de diminuir a utilização desnecessária de antibióticos. (Bergeson et al., 2013)

(1.13.2.22) **Dermatite atópica (DA):** Os corticosteróides tópicos são recomendados para indivíduos afectados que não respondem a bons cuidados com a pele e ao uso regular de emolientes. (Tom et al., 2014, Arkwright et al., 2013)

(1.13.2.23) **Uveíte anterior:** A dexametasona 0,1% numa solução oftálmica revelou-se eficaz. (Garzia et al., 2008)

(1.13.2.24) **Hepatite alcoólica:** A utilização de corticosteróides é eficaz e melhora significativamente a sobrevivência a curto prazo dos doentes. (Cabré et al., 2000, Imperiale e McCullough, 1990, Mathurin, 2005, Rambaldi et al., 2008)

(1.13.2.25) **Perda auditiva neurossensorial súbita:** A aplicação de medicação esteroide (Prednisona 60mg e faseada) melhora significativamente os resultados da recuperação em casos de perda auditiva neurossensorial súbita grave. (Chen et al., 2003)

(1.14) Reacções adversas a medicamentos:

Trata-se de uma extensão da ação farmacológica que ocorre com a terapêutica prolongada e constitui uma grande limitação à utilização de corticóides em doenças crónicas, tal como indicado no quadro 1.7. (Tripathi, 2013, Fardet et al., 2007, Poetker e Reh, 2010, Hengge et al., 2006)

Quadro 1.7: Reacções adversas dos corticosteróides

(A) Mineralocorticóides Reacções adversas a medicamentos (RAM)	
Retenção de sódio e água	Alcalose hipocalémica
Edema	Aumento progressivo da PRESSÃO SANGUÍNEA
Estes são agora raros devido à disponibilidade de glucocorticóides altamente	

selectivos.		
(B) Glucocorticóides Reacções adversas a medicamentos (RAM)		
1	**Hábito de Cushing**	Aspeto caraterístico com rosto arredondado, boca estreita, corcunda supraclavicular, obesidade do tronco com membros relativamente finos.
2	**Pele frágil**	Estrias púrpuras tipicamente nas coxas e na parte inferior do abdómen; com a utilização tópica ocorrem facilmente nódoas negras, telangiectasia, hirsutismo e atrofia cutânea.
3	**Hiperglicemia**	Glicosúria, precipitação de diabetes (Triplitt et al., 2007; Habib et al., 2008; Habib et al., 2009)
4	**Muscular Fraqueza**	a miopatia proximal (ombro, braço, pélvis, coxa) ocorre ocasionalmente com a retirada dos corticóides
5	**Suscetibilidade à infeção**	é inespecífica; a tuberculose latente pode surgir; instalam-se infecções oportunistas com agentes patogénicos de baixo grau (Candida, etc.).
6	**Cicatrização retardada**	Feridas e incisões cirúrgicas (Lietman et al.).
7	**Péptico Ulceração**	O risco é duplicado; podem ocorrer hemorragias e perfuração silenciosa das úlceras. Os sintomas dispépticos são frequentes na terapêutica com doses elevadas.
8	**Osteoporose e risco de fracturas**	Especialmente nas vértebras e noutros ossos planos e esponjosos. Podem ocorrer fracturas por compressão das vértebras e fracturas espontâneas de ossos longos, especialmente nos idosos. A evidência radiológica de osteoporose é uma indicação para a suspensão da terapêutica com corticóides. A osteoporose induzida por corticosteróides pode ser prevenida por suplementos de cálcio + vitamina D, bifosfonatos e por terapia de substituição de estrogénio/androgénio em mulheres/mulheres, respetivamente. A necrose avascular da cabeça do fémur, do úmero ou da articulação do joelho é uma complicação ocasional de início abrupto da terapêutica com doses elevadas de corticosteróides. (Jennifer Grossman et al., 2010, van staa et al., 2001)

9	**Catarata subcapsular posterior**	Pode desenvolver-se após vários anos de utilização, especialmente em crianças.
10	**Glaucoma**	Pode desenvolver-se em indivíduos susceptíveis após terapia tópica prolongada.
11	**Atraso de crescimento**	Nas crianças, ocorre mesmo com pequenas doses se forem administradas durante longos períodos. As doses elevadas inibem a secreção da hormona do crescimento, mas isto pode ser também um efeito celular direto dos corticóides.
12	**Anomalias fetais**	A fenda palatina e outros defeitos são produzidos em animais, mas não foram detectados aquando da utilização clínica em mulheres grávidas. O risco de aborto, nado-morto ou morte neonatal não está aumentado, mas pode ocorrer atraso do crescimento intrauterino após uma terapêutica prolongada e receiam-se perturbações neurológicas ou comportamentais na descendência. A prednisolona parece ser mais segura do que a dexametasona ou a betametasona, porque é metabolizada pela placenta, reduzindo a exposição fetal. A terapêutica prolongada com corticosteróides durante a gravidez aumenta o risco de diabetes gestacional, hipertensão induzida pela gravidez e pré-eclampsia.
13	**Perturbações psiquiátricas**	O tratamento com doses elevadas de esteróides é frequentemente acompanhado de uma ligeira euforia. Raramente pode evoluir para psicose maníaca. Poucos são os casos de nervosismo, diminuição do sono e alterações do humor. Raramente ocorre uma doença depressiva após uma utilização prolongada. (Francois Sirois, 2003; E. Sherwood Brown, 2009)
14	**Supressão do eixo hipotálamo-hipófise-adrenal (HPA)**	Ocorre em função da dose e da duração da terapêutica. Com o tempo, o córtex suprarrenal atrofia-se e a interrupção da administração de esteróides exógenos precipita uma síndrome de abstinência que provoca mal-estar, febre, anorexia, náuseas, hipotensão postural, fraqueza, dores musculares e articulares, levando à reativação da doença. Quando sujeitos a stress, estes doentes podem entrar em insuficiência suprarrenal aguda, levando a um colapso cardiovascular.

(1.15) Reacções adversas a medicamentos comuns aos corticosteróides intranasais :

Algumas RAM específicas, de acordo com a sua taxa de incidência, são apresentadas com o medicamento comum envolvido no quadro 1.8. (Sastre e Mosges, 2012, Roy et al., 2011, O'Byrne et al., 2006, Kelly, 2009, Drummond et al., 2008, Daley-Yates et al., 2004, Nave et al., 2009, Allen et al., 2007, Demoly, 2008)

Quadro 1.8: Reacções adversas comuns a medicamentos com corticosteróides intranasais (INC)

Types	Mometasone Furoate	Fluticasone Propionate	Ciclesonide	Fluticasone Furoate	Budesonide	Beclomethasone Dipropionate	Triamcinolone Acetate
Systemic Bioavailability INC	<0.1%	<1%	Very less	0.5%	34%	44%	46%

Adverse Drug Reactions (ADRs) in Diseases when treated with INC							
Acute RS	Epistaxis (3-6%) Nasal Burning/ irritation (1-2%) Pharyngitis (2%)	Epistaxis (6.5%)	NA	NA	NA	NA	NA
Chronic RS/Nasal Polyposis	Epistaxis (4-13.7%) Nasal Burning/ irritation (0-2%) Pharyngitis (0-2.6%)	Epistaxis (1-19%) Sneezing (3.7%) Nasal Burning/irritation (0%)	NA	NA	Pharyngitis (3.37%)	Epistaxis (43.8-46.2%) Nasal Burning /irritation (3.13-9.38%) Pharyngitis (0-3.85%)	NA
Allergic Rhinitis	Epistaxis (12-12.7%) Nasal Burning/	Epistaxis (2-19%) Nasal	Epistaxis (4.3-10%) Nasal Burning/	Epistaxis (4-20%) Phary	Coughing (5.1%)	Epistaxis (20%) Nasal Burning	Epistaxis (2-2.7%) Coughi

	irritation (8%) Sneezing (0-4.2%) Pharyngi tis (0-7.2%)	Burni ng/irri tation (1- 4%) Phary ngitis (3%)	irritation (<1- 6.1%) Coughin g (2.1- 4.3%) Pharyngi tis (3- 13.2%)	ngitis (5- 6%)		/irritatio n (2- 8%) Pharyng itis (9- 10%)	ng (0.7%) Pharyn gitis (0.7- 15%)

MFNS: Mometasone Furoate, **FP:** Fluticasone Propionate, **C:** Ciclesonide, **FF:** Fluticasone Furoate, **BUD:** Budesonide, **BDP:** Beclomethasone Dipropionate, **TAA:** Triamcinolone Acetate

(1.16) Contra-indicações:

As seguintes doenças são agravadas pelos corticosteróides. Uma vez que os corticosteróides podem ter de ser utilizados como medida de salvamento, todas estas são contra-indicações relativas: (Tripathi, 2013, Peng et al., 2002, Jackson, 1963)

(1.16.1) Úlcera péptica (Tal como os AINEs provocam o agravamento e a recorrência das úlceras, os corticosteróides também provocam a mesma situação. Como partilham o mesmo mecanismo de inibição das prostaglandinas. (Mani et al., 2015)

(1.16.2) Diabetes mellitus: O excesso de glucocorticóides provoca a inibição da secreção de insulina pelas células beta pancreáticas e reduz a sensibilidade à insulina no fígado, nos músculos esqueléticos e nos tecidos adiposos. (o mecanismo é explicado na figura 1.3) NEFA (ácidos gordos livres não esterificados), leptina, adiponectina e apelina são todos péptidos; a adiponectina e a apelina estão negativamente correlacionadas com a massa gorda, enquanto a leptina tem uma correlação positiva. Além disso, este poderia ser o mecanismo envolvido na determinação da hiperglicemia em jejum. (Mazziotti et al., 2011, DiPiro et al., 2008, Habib et al., 2008, Habib e Safia, 2009, Younes et al., 2007, Triplitt et al., 2008)

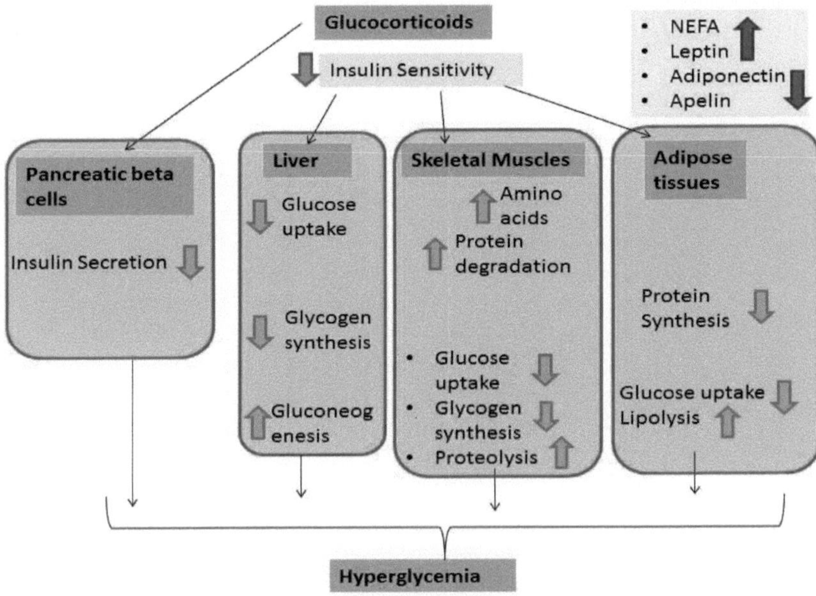

Figura 1.3: Mecanismos fisiopatológicos da diabetes induzida por glucocorticóides (Triplitt et al., 2008)

(1.16.3) Hipertensão

(1.16.4) Infecções virais, fúngicas, tuberculose e outras

(1.16.5) Insuficiência renal

(1.16.6) Osteoporose

(1.16.7) Ceratite por herpes simplex

(1.16.8) Psicose

(1.16.9) Epilepsia

(1.16.10) Insuficiência cardíaca congestiva (ICC) (o mecanismo é explicado na figura 1.4)

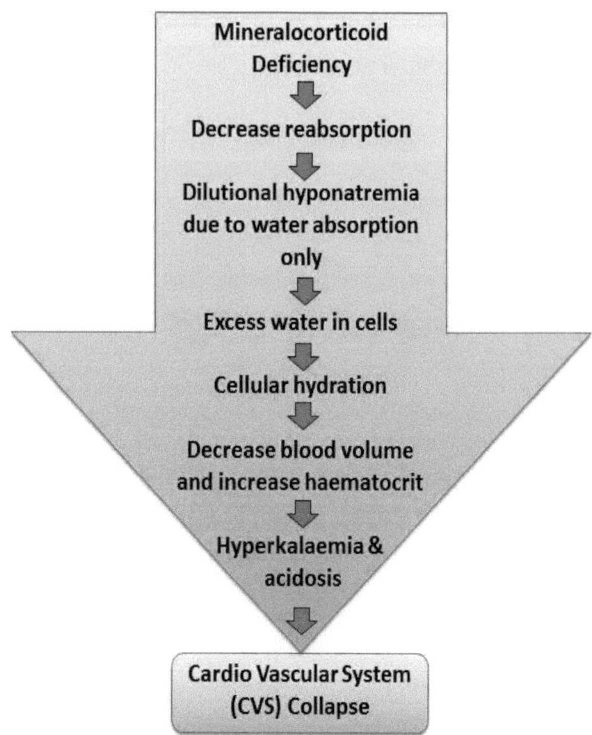

Figura 1.4: Deficiência de mineralocorticóides causando colapso do CVS

(Tripathi, 2013)

(1.16.11) Doenças oculares: Contraindicado na queratite por herpes simplex e em lesões oculares. As afecções do segmento posterior, como a retinite, a neurite ótica e a uveíte, requerem uma terapia sistémica com esteróides. Ocasionalmente, é administrada uma injeção retro bulbar para evitar efeitos secundários sistémicos.

É proibida a combinação de qualquer medicamento com corticosteróides em formulação de dose fixa para uso interno.

(1.16) Contra-indicações para os esteróides injectáveis:

As contra-indicações absolutas incluem artrite séptica suspeita ou conhecida, celulite sobrejacente, próteses articulares, bacteriemia ou processos de doença em curso que se sabe causarem bacteriemia (por exemplo, pneumonia, endocardite bacteriana) e uma história de alergia ou anafilaxia ao medicamento injetado. Além disso, uma vez que os corticosteróides inibem a cicatrização óssea, a injeção em torno de uma fratura aguda pode causar uma união ou não união tardia. (Dahl e Hammert, 2012)

(1.17) Utilizações contraditórias:

Nesta rubrica, trata-se de uma série de utilizações que são efetivamente utilizadas na prática, mas que não são apoiadas por provas suficientes para tirar qualquer conclusão. Devido à variabilidade e diversidade dos seus mecanismos, surgem alguns resultados contraditórios que são reinvestigados ou devem ser apoiados por provas positivas suficientes. Estas utilizações contraditórias bem citadas estão resumidas no quadro 1.9.

Quadro 1.9: Utilizações contraditórias dos corticosteróides

Meningite bacteriana: Em bebés e crianças com meningite pneumocócica (Tunkel et al., 2004, Townsend e Scheld, 1996)	A declaração de 2003 do Comité de Doenças Infecciosas da Academia Americana de Pediatria sobre a utilização de esteróides na meningite pneumocócica é a seguinte "Para bebés e crianças com 6 semanas de idade ou mais, pode ser considerada uma terapêutica adjuvante com dexametasona depois de ponderados os potenciais benefícios e possíveis riscos. Os peritos recomendam de forma variável a utilização de corticosteróides na meningite pneumocócica; os dados não são suficientes para demonstrar um benefício claro nas crianças"
Derrame pleural tuberculoso (Galarza et al., 1995, Engel et al., 2007, Elliott et al., 2004)	A utilização de corticosteróides não teve um efeito apreciável na resolução do derrame pleural às oito semanas e no desenvolvimento de aderências pleurais. No entanto, os corticosteróides reduziram significativamente o risco de espessamento pleural em cerca de 31%. É de salientar que dois dos ensaios que avaliaram o espessamento pleural também compararam as funções pulmonares através da capacidade vital forçada no final do tratamento entre os grupos de corticosteróides e de controlo. Discordando do efeito sobre o espessamento pleural, não foi encontrada

	uma melhoria significativa nas funções pulmonares. Assim, o significado clínico da redução do espessamento pleural pelos corticosteróides é questionável.
DPOC (Doença Pulmonar Obstrutiva Crónica) (Qaseem et al., 2011, Yawn et al., 2013, Price et al., 2013, Strickland et al., 2013, Hansen et al., 2005, Suissa e Barnes, 2009)	As diretrizes do American College of Physicians (ACS) permitem a utilização de corticosteróides inalados (ICS) como tratamento sintomático da DPOC. (Suissa et al., 2009) não encontraram qualquer benefício para a componente de corticosteróides inalados (ICS) do tratamento da DPOC. Apenas o uso concomitante com broncodilatadores, questiona a sua eficácia que não foi confirmada quando os corticosteróides foram administrados isoladamente.
Efeitos protectores cardiovasculares agudos (Hafezi-Moghadam et al., 2002)	A dexametasona exerce efeitos protectores cardiovasculares e reduz a lesão isquémica do miocárdio, melhorando a sobrevivência a curto prazo nos seres humanos após um enfarte agudo do miocárdio. Foram necessárias concentrações farmacológicas para proteger agudamente o miocárdio da lesão isquémica, enquanto uma concentração mais baixa ou fisiologicamente mais relevante de dexametasona (0,2 mg/kg) não teve efeitos protectores. Mas a sua utilização global é questionável devido aos seus efeitos adversos.
Doença alcoólica do fígado (O'Shea e McCullough, 2006, Phillips et al., 2006)	Verificou-se a mesma eficácia com os antioxidantes e com os corticosteróides.
Choque sético (Mason et al., 2009, Beale et al.,	Não se verificou ser eficaz. Quando estudados, os doentes com sépsis grave receberam corticosteróides em doses baixas, apesar de nunca terem recebido vasopressores

2010, Sprung et al., 2008)	durante o seu internamento na UCI (Unidade de Cuidados Intensivos). Os doentes que receberam corticosteróides em doses baixas tiveram um internamento mais longo, tinham mais co-morbilidades e pontuações mais elevadas de gravidade da doença. Quando se procedeu a ajustamentos para ter em conta os desequilíbrios, a mortalidade manteve-se significativamente mais elevada no grupo de doentes que receberam corticosteróides em baixa dose.
Pleurisia por tuberculose (Smego e Ahmed, 2003, Engel et al., 2007)	A utilização de corticosteróides adjuvantes em pessoas com pleurisia tuberculosa não se revelou eficaz.

(1.18) Toxicidade e antagonistas

Atualmente, com tantas contra-indicações e utilizações contraditórias, há cada vez mais probabilidades de toxicidade e de efeitos potencialmente fatais, para os quais são aprovados determinados antagonistas, como indicado no quadro 10. (Tripathi, 2013, Saif, 2005, Hilal-Dandan e Brunton, 2013)

Quadro 1.10: Antagonistas dos corticosteróides

Medicamentos	Mecanismo	Utilizações
Mitotano (Supressor adrenocortical)	Agente adrenocorticolítico (mecanismo exato desconhecido)	Carcinoma adrenocortical inoperável. Dose: Oral 2-6 g em doses divididas, dose máxima tolerada 16 g. A espiranolactona interfere com a supressão adrenal por este fármaco. RAM: Anorexia, náuseas, sonolência, letargia e dermatite.
Trilostano	Reduz a síntese adrenocortical de cortisol e aldosterona e aumenta	Utilizado no síndroma de Cushing quando não é utilizada uma

	a excreção urinária de 17-cetosteróides.	terapêutica mais definitiva. Dose: 30 mg quatro vezes por dia, aumentada no máximo em 3-4 dias para 480 mg.
Metyrapone (Metopirona)	Inibe a 11-hidroxilase no córtex, a síntese de hidrocortisona, aumenta a libertação de ACTH e aumenta a excreção de 11-desoxicortisol. É o medicamento comum que avalia a função suprarrenal.	Utilizado para testar a integridade do eixo HPA em caso de função deficiente do eixo HPA devido a perturbações supra-renais. Para testar a reatividade da hipófise e a sua capacidade de produção de ACTH.
Aminoglutethimide	Inibe a conversão do colesterol em pregnenolona, primeiro passo na síntese do colesterol. As glândulas supra-renais não produzem estrogénios, mas são precursores importantes. Ao inibir as reacções de hidroxilação dependentes do citocromo P450, necessárias para a aromatização das reacções, é um potente inibidor da conversão de androgénios em estrogénios nos tecidos extra-renais. Assim, os doentes obtêm uma redução das concentrações plasmáticas e urinárias de estradiol equivalente à adrenalectomia cirúrgica.	Utilizado no tratamento da doença de Cushing, carcinoma adrenocortical, cancro da mama dependente de hormonas e refratário a outras abordagens hormonais. Indicação principal como inibidor da aromatase no cancro da mama. Dose: 125 mg BD por via oral com 20 mg de hidrocortisona durante duas semanas, depois 250 mg BD e 40 mg de hidrocortisona. RAM: Letargia, sonolência, turvação visual e ataxia.
Mifepristona	É um antiprogestagénio	Síndroma de Cushing: Suprime a manifestação do excesso de

		corticosteróides, mas o bloqueio da inibição da ACTH por retroalimentação leva a uma secreção excessiva de ACTH, pelo que é produzida mais hidrocortisona, o que tende a anular a ação bloqueadora da GR da mifepristona. Está indicada apenas em casos inoperáveis de carcinoma da suprarrenal e em doentes com secreção ectópica de ACTH.
Cetoconazol	Inibe a 11beta- e a 17-hidroxilase, também inibe a atividade da C17-20 liase do P450 (17-alfa) (enzima esteriodogénica)	Inibem as enzimas esteroidogénicas, pelo que são utilizadas no tratamento da doença de Cushing. Dose- 600-800 mg/dia administrados em duas doses.
Anfenona -B	Inibe a 11-, 17- e 21- hidroxilase	Utilizado no carcinoma da suprarrenal.
ACTH: Hormona adrenocorticotrófica, **eixo HPA:** Eixo hipo-talamo-pituitário adrenal, **GR:** recetor de glucocorticóides		

CAPÍTULO 2.

REVISÃO DA LITERATURA

(2) Revisão da literatura:

Daniel R. Levinson et al. (2013) efectuaram um estudo sobre "Prescriber's Questionable Patterns in Medicare", uma vez que, nos últimos anos, o abuso de medicamentos sujeitos a receita médica surgiu como um problema grave e crescente. O Centro de Controlo e Prevenção de Doenças caracterizou o abuso de medicamentos sujeitos a receita médica como uma epidemia.

Dora Liu et al. (2013) apresentaram "A Practical guide to the monitoring and management of the complications for systemic corticosteroid therapy" (Um guia prático para a monitorização e gestão das complicações da terapêutica com corticosteróides sistémicos). Este artigo abrangente analisa os eventos adversos e fornece recomendações práticas para a sua prevenção e gestão com base na literatura atual e na experiência clínica dos autores.

Aml Mohammed Erhuma (2012) publicou um artigo "Glucocorticoids: Grupo bioquímico que desempenha um papel fundamental na programação fetal da doença adulta". Neste artigo, são apresentados os benefícios bioquímicos e o papel dos corticosteróides para realçar os efeitos da cortisona no corpo e descrever as caraterísticas das doenças do adulto que requerem corticosteróides.

Chisholm-Burns et al. (2010) efectuaram uma revisão sistemática exaustiva com meta-análises centradas para examinar os efeitos dos cuidados diretos prestados por farmacêuticos aos doentes nos resultados terapêuticos, de segurança e humanísticos. Foi incluído um total de 298 estudos. Foram encontrados resultados favoráveis nos resultados terapêuticos e de segurança e as meta-análises realizadas para a hemoglobina A1c, colesterol LDL, pressão arterial e eventos adversos a medicamentos foram significativas (P < 0,05), favorecendo os cuidados diretos do farmacêutico em relação aos serviços comparativos. Os resultados mostram que os resultados humanísticos foram favoráveis com variabilidade. A adesão à medicação, o conhecimento do paciente e a qualidade de vida em relação à saúde geral, as meta-análises foram significativas (P < 0,05) e favoreceram o cuidado direto do paciente pelo farmacêutico. Este estudo concluiu que os cuidados diretos prestados pelos farmacêuticos aos doentes têm efeitos favoráveis em vários resultados dos doentes, contextos de cuidados de saúde e estados de doença. A incorporação de farmacêuticos como membros da equipa de cuidados de saúde nos cuidados diretos ao doente é uma solução viável para ajudar a melhorar os cuidados de saúde nos EUA.

O estudo de **G. Sultana et al. (2010)** teve como objetivo determinar os padrões de utilização de medicamentos em doentes diabéticos de tipo 2 que tomam agentes hipoglicemiantes orais no Departamento de Medicina Ambulatória (OPD) e no Departamento de Internamento (IPD). Os doentes com diabetes de tipo 2 estabelecida *(n* = 218) que visitaram o OPD e o IPD foram entrevistados através de um questionário estruturado durante o período de janeiro a maio de 2006. A maioria dos doentes diabéticos de tipo 2 neste contexto foi tratada com múltiplos medicamentos antidiabéticos. A classe de medicamentos antidiabéticos mais frequentemente prescrita foi a das biguanidas (metformina), seguida das sulfonilureias (glimepirida), das tiazolidinedionas (pioglitazona), da insulina e dos inibidores da alfa-glicosidase (miglitol). Como monoterapia, a insulina foi a escolha mais comum, seguida da metformina. A terapêutica múltipla mais prevalente foi uma combinação de três fármacos: glimepirida + metformina + pioglitazona. Mais de metade dos doentes diabéticos de tipo 2 apresentaram uma fraca adesão (compliance) à terapêutica prescrita. Este estudo realça fortemente a necessidade de educação ou aconselhamento dos doentes sobre a utilização de medicamentos antidiabéticos e concomitantes, a monitorização da glicemia e dos níveis de hemoglobina glicosilada (HbA1c), o controlo da dieta e a correção das complicações diabéticas. O controlo metabólico era deficiente e a monitorização da HbA1c era subutilizada. Recomenda-se a monitorização clínica da adesão dos doentes aos tratamentos prescritos e devem ser tomadas medidas para a melhorar.

Tang et al. (2009) estudaram "Use of Corticosteroids in Acute Lung Injury (ALI) and Acute Respiratory Distress Syndrome (ARDS): A systematic review and meta-analysis" (Utilização de corticosteróides na lesão pulmonar aguda (LPA) e na síndrome de dificuldade respiratória aguda (SDRA): uma revisão sistemática e uma meta-análise). O estudo concluiu que a utilização de baixas doses de corticosteróides estava associada a melhores resultados em termos de mortalidade e morbilidade, sem aumento das reacções adversas. A consistência dos resultados em ambos os desenhos de estudo e em todos os resultados sugere que se trata de um tratamento eficaz para a LPA ou a SDRA. Os benefícios em termos de mortalidade na SDRA precoce devem ser confirmados por um ensaio aleatório com potência adequada.

Julie A. Quinlivan et al. (2009) estudaram "Use of Corticosteroids by Australian Obstetricians: A Survey of Clinical Practice". As principais conclusões foram que 97% dos obstetras australianos prescrevem corticosteróides pré-natais no contexto clássico de trabalho de parto prematuro precoce sem complicações e 85% prescrevem cursos repetidos nos casos em que o risco de parto prematuro persiste ou se repete. Verificou-se que 50% dos obstetras prescrevem este agente semanalmente nos casos em que o risco de parto pré-termo persiste. Verificou-se que algumas das práticas de prescrição estão relacionadas com o número de anos desde a obtenção da qualificação de especialista. Tendo em conta o uso clínico generalizado de doses repetidas de corticosteróides revelado no presente inquérito, é evidente que se justifica mais investigação para determinar os possíveis benefícios e perigos de exposições repetidas do feto em desenvolvimento a esta terapêutica.

Angelo Salerno et al. (2006) estudaram a utilização de corticosteróides para o alívio da dor pós-operatória, que, apesar de popular, ainda não obteve uma aceitação mais alargada devido a preocupações com os efeitos secundários, nomeadamente a supressão adrenal, a osteonecrose, a cicatrização de feridas prejudicada e preocupações quanto à eficácia. A literatura médica fornece provas de que estas preocupações devem diminuir substancialmente no que respeita à utilização de doses baixas e curtas. Os resultados de ensaios aleatórios demonstraram que as doses baixas e de curta duração de regimes de corticosteróides são seguras e eficazes na redução da dor pós-operatória.

Existem provas sólidas, de grau A, que apoiam a utilização de corticosteróides em protocolos de analgesia multimodal para contribuir para a recuperação pós-operatória do doente, minimizando as doses de opióides e, por conseguinte, os efeitos secundários. No entanto, o modo, a dose e o momento ideais de administração permanecem pouco claros.

Paula Doherty et al. (2004) desenvolveram normas de prática para a avaliação do consumo de drogas em hospitais australianos. As normas incluem políticas e procedimentos para efetuar a avaliação da utilização de medicamentos. Método de vigilância, papel do farmacêutico, formação e educação com toda a documentação necessária para efetuar a análise da utilização de medicamentos.

Folke Sjoqvist et al. (2003) apresentaram um capítulo intitulado "Utilização de medicamentos". Neste capítulo, mencionaram os princípios da farmacoepidemiologia, da epidemiologia, da farmacovigilância e da utilização de medicamentos. Descreveram os primeiros sinais de utilização irracional de medicamentos, as intervenções para melhorar a utilização de medicamentos, o acompanhamento e os tipos de informação sobre a utilização de medicamentos. Descreveram várias fontes de dados a partir das quais os dados podem ser recolhidos, os princípios da farmacoeconomia utilizados no RDM e outros princípios comuns do estudo do RDM.

François Sirois (2003) publicou um artigo intitulado "Steroid Psychosis: a Review". Esta revisão baseia-se numa perspetiva temporal para revelar o crescimento das provas e a mudança de foco das reacções afectivas primárias de curto prazo para descobertas posteriores de défices cognitivos e possíveis deficiências permanentes associadas ao tratamento com esteróides. Foi documentada uma incidência relacionada com a dosagem. Foram registados delírios e sintomas de abstinência em estudos posteriores. Com o relato de casos recorrentes, foi proposta a hipótese de um processo de sensibilização com múltiplos cursos de esteróides. A questão do risco individual parece não estar resolvida, enquanto a gestão das reacções psiquiátricas aos esteróides passou para a utilização profilática de lítio.

Catherine et al. (2003) efectuaram uma análise da utilização de medicamentos (DUR) para determinar a incidência de potenciais interações medicamentosas (DDI) clinicamente relevantes numa grande população de doentes ambulatórios, utilizando um programa informatizado de análise retrospetiva da utilização de medicamentos (DUR) seguido de uma auditoria por um farmacêutico clínico. O estudo mostrou que a revisão do farmacêutico clínico reduziu o número de potenciais DDI em 80,6% adicionais, para 12722 pares de medicamentos e a revisão do farmacêutico clínico reduziu a incidência de DDI potencialmente graves em 94,3%.

Thomas Moore et al. (1997) forneceram diretrizes para a implementação de programas de revisão da utilização de medicamentos nos hospitais, a fim de gerir eficazmente e prestar cuidados de saúde de qualidade. Mencionam os tipos de DUR, os benefícios e a importância, bem como a necessidade de implementar DUR nos hospitais.

CAPÍTULO 3.

INVESTIGAÇÃO PREVISTA E PLANO DE TRABALHO

(3) Investigação prevista e plano de trabalho:

(3.1) Corticosteróides:

Estes são os compostos amplamente utilizados com núcleo de ciclopentano-peridrofenantreno (esteroide). São sintetizados naturalmente no córtex adrenal a partir do colesterol, o que inclui glucocorticóides e mineralocorticóides, por exemplo, hidrocortisona, dexametasona, etc. Mantêm a homeostase fluido-eletrólito, cardiovascular, do substrato energético, o estado funcional dos músculos esqueléticos e do sistema nervoso. São utilizados em reacções alérgicas, doenças auto-imunes, doenças inflamatórias, asma brônquica, reposição hormonal, etc. São medicamentos muito potentes, cujos efeitos secundários são praticamente impossíveis de evitar. Por conseguinte, devem ser utilizados nas doses mais pequenas e eficazes e durante um período de tempo muito curto. Recomenda-se que a utilização destes medicamentos não seja interrompida abruptamente, mas sim de forma gradual. Assim, com o seu uso e ação generalizados, estes medicamentos apresentam uma série de interações com fármacos e doenças. Neste estudo, o padrão de utilização dos corticosteróides, as interações medicamentosas com outros fármacos, doenças ou alimentos, a eficácia terapêutica, a duplicação da terapêutica, a utilização clínica ou a utilização indevida de corticosteróides, bem como a monitorização e o controlo da incidência dos princípios da RDM, são estudados exaustivamente para obter resultados percentuais e para evitar ou prevenir a ocorrência de qualquer acontecimento adverso.

(3.2) Fundamentação e novidade:

(3.2.1) O objetivo do nosso estudo é calcular a percentagem de interações, estudar a base estatística da utilização e as contra-indicações com comorbilidades. Condições farmacocinéticas que afectam o uso de corticosteróides, puramente na base estatística com a referência de estudos, interações e contra-indicações dos corticosteróides.

(3.2.1) Demonstrar a inadequação da utilização de corticosteróides, o que encorajará as autoridades a aplicarem corretamente as orientações e a nomearem um analisador de interações clínicas ou um revisor da utilização de medicamentos para efetuar a revisão da utilização de medicamentos e fornecer feedback para a aplicação de acções corretivas e preventivas. Várias bases de dados de interações medicamentosas que podem ser utilizadas para realizar DUR para verificar, retificar e melhorar a utilização de corticosteróides.

(3.2.2) Estas alterações têm o potencial de reduzir o custo global dos cuidados e aumentar a qualidade de vida do doente.

(3.3) Objetivo do estudo:

O objetivo é calcular estatisticamente a percentagem das questões abordadas pelos DUR, fornecer dados para verificar a extensão das consequências e o que pode ser feito para retificar o mesmo para a classe de medicamentos corticosteróides.

(3.4) Objectivos do estudo:

(3.4.1) Adequação terapêutica

(3.4.2) Detetar a sobreutilização e a subutilização

(3.4.3) Para detetar a duplicação terapêutica

(3.4.4) Detetar contra-indicações entre medicamentos e doenças

(3.4.5) Para detetar interações medicamentosas

(3.4.6) Detetar dosagem incorrecta de medicamentos

(3.4.7) Para detetar uma duração inadequada do tratamento

(3.4.8) Abuso clínico ou utilização indevida

(3.5) Plano de trabalho:

(3.5.1) Revisão da literatura

(3.5.2) Apresentação do protocolo do estudo e aprovação do comité de ética institucional

(3.5.3) Conceber o formulário de recolha de dados

(3.5.4) Recolha de dados no Guru Gobind Singh Medical College and Hospital

(3.5.5) Publicação de artigos de revisão

(3.5.6) Analisar os dados

(3.5.7) Resultados e conclusões

(3.5.8) Redação e apresentação da tese

(3.5.9) Publicação de artigos de investigação

CAPÍTULO 4.

MATERIAL E MÉTODO

4) Material e método:

O formulário de recolha de dados é utilizado como material de recolha de dados para a realização da revisão da utilização de medicamentos (DUR). O método escolhido para efetuar o estudo DUR é o estudo observacional de séries de casos. Os dados são recolhidos de acordo com os critérios de inclusão e exclusão. Os medicamentos prescritos são rigorosamente analisados em termos de interações medicamentosas e de outros parâmetros, utilizando o verificador de interações medicamentosas disponível no Medscape, Drugs.com e vários manuais de interações medicamentosas, conforme disponíveis. Além disso, são referidas várias diretrizes emitidas pelas autoridades competentes.

(4.1) Local de estudo:

Guru Gobind Singh Medical College and Hospital, Faridkot (GGSMC&H), Punjab, um hospital de cuidados terciários

(4.2) Desenho do estudo:

Estudo descritivo observacional de série de casos

(4.3) Duração do estudo:

Estudo efetuado de outubro de 2014 a abril de 2015

CAPÍTULO 5.

CRITÉRIOS DE INCLUSÃO E EXCLUSÃO

5) Critérios de inclusão e exclusão:

(5.1)Objeto de estudo: Os relatórios dos casos dos pacientes são recolhidos de acordo com o seguinte:

(5.1.1) Critérios de inclusão:

(5.1.1.1) Faixa etária entre 18 e 70 anos

(5.1.1.2) Masculino e feminino

(5.1.1.3) Corticosteróides orais, inalados e intravenosos

(5.1.2) Critérios de exclusão:

(5.1.2.1) Idade inferior a 18 anos e superior a 70 anos

(5.1.2.2) Corticosteróides em gotas para os olhos e corticosteróides tópicos

CAPÍTULO 6.

RESULTADOS E DEBATE

(6) Resultados e discussão:

(6.1) Nesta Revisão da Utilização de Medicamentos (RDM), foram estudados 199 casos, nos quais foi analisado um total de TD = 1928 medicamentos, com os corticosteróides mais utilizados e estudados, conforme indicado na tabela 6.1. Este estudo também analisa diferentes parâmetros da RDM para apresentar o padrão e a avaliação da utilização. Nos casos estudados e nos medicamentos analisados, encontrámos TDDI = 617 interações medicamentosas. Foram incluídos no estudo doentes do sexo masculino e feminino, sendo 101 (50,25%) do sexo masculino e 99 (49,75%) do sexo feminino, para cobrir a variação do uso de corticosteróides, de acordo com a diferenciação de género.

Tabela 6.1: Corticosteróides estudados para DUR

Nome	Forma de dosagem	Doses comuns utilizadas
Hidrocortisona	Intravenoso	100 mg
Dexametasona	Intravenosa e Oral	4 mg e 8 mg
Deflazacort	Oral	6 mg
Budesonida	Inalação	200 mcg
Prednisolona	Oral	20 mg
Metilprednisolona	Oral	4 mg, 8 mg e 20 mg

(6.2) O padrão de distribuição etária é apresentado na tabela 6.2, independentemente do sexo, para apresentar a incidência de interações medicamentosas e mostrar qual o grupo etário que recebeu mais interações medicamentosas. De acordo com os cálculos, o maior número de interações verificou-se no grupo etário dos 60-70 anos (34,52%), provavelmente devido a co-morbilidades e à maior utilização de corticosteróides, que têm um efeito benéfico alargado na população idosa. No entanto, uma vez que se encontram na categoria de idosos, a eficácia do sistema farmacocinético diminui com a idade. Por conseguinte, se tiverem mais DDI, isso poderá afectá-los de forma mais significativa. Devido à diminuição da capacidade de metabolização e do nível de depuração do fármaco, a monitorização torna-se uma exigência mais imediata quando os corticosteróides são utilizados em populações idosas.

Tabela 6.2: Distribuição etária e interações medicamentosas encontradas em prescrições dadas a diferentes grupos etários

Grupos	Distribuição etária	N.º de doentes neste grupo etário	Número de interações medicamentosas encontradas (DDI)	Percentagem de interações medicamentosas encontradas (DI/TDDI x 100)
A	18-29 anos	46	90	14.59%
B	30-39 anos	17	60	9.72%
C	40-49 anos	36	104	16.86%
D	50-59 anos	49	150	24.31%
E	60-70 anos	51	213	34.52%
	Total	**199**	**TDDI = 617**	**100%**

DDI - Interação medicamentosa, **TDDI** - Interação **medicamentosa** total

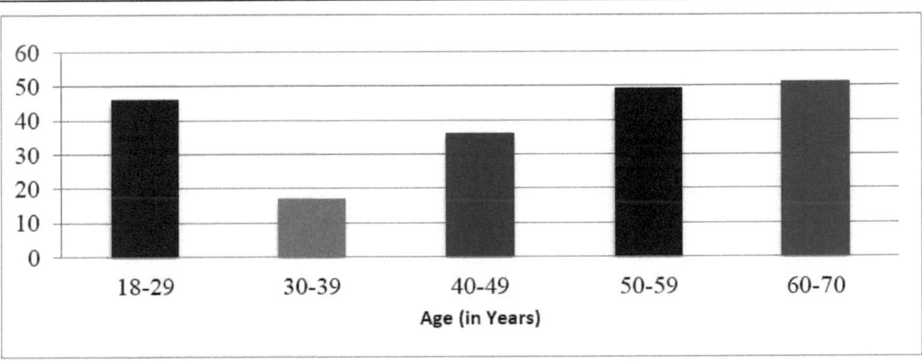

Figura 6.1: Variação da idade dos casos em estudo

(6.3) A diferenciação da incidência das interações medicamentosas de acordo com a gravidade é apresentada no quadro 3. É necessário monitorizar as interações medicamentosas e alterar a terapêutica de acordo com o seu nível de significância, que é descrito na Tabela 3. Neste estudo, a percentagem total de incidência de 6 (0,97%) interações medicamentosas graves, 371 (60,12%) significativas e 240 (38,90%) menores foi encontrada a partir do número total de interações medicamentosas, ou seja, TDDI = 617, conforme calculado na Tabela 6.3 e apresentado na figura 6.2. Estes valores mostram uma incidência comparativa de interações medicamentosas mais significativas, o que indica que a monitorização é um requisito fundamental para evitar a ocorrência de qualquer acontecimento adverso com medicamentos. Este objetivo pode ser alcançado através da nomeação de um revisor da utilização de medicamentos clínicos e da implementação de medidas corretivas e preventivas, decididas com base no feedback dos resultados e na discussão do comité de verificação das interações.

Quadro 6.3: Tipos de interação medicamentosa com base na sua gravidade

Tipo	Descrição
Grave	Contraindicado, é necessária uma alteração do medicamento ou da terapêutica e é necessário um controlo.
Significativo	A monitorização é necessária e pode justificar a alteração da terapêutica.
Menor	Não é necessária qualquer monitorização, mas pode conduzir a uma interação significativa, caso se verifique um efeito aditivo com qualquer medicamento.

Percentagem de interações medicamentosas			
Tipo	Interações encontradas	Percentagem do total de interações medicamentosas encontradas (ou seja, TDDI = 617)	Incidência percentual do total de medicamentos analisados (ou seja, TD = 1928)
Grave	06	0.97%	0.31%
Significativo	371	60.12%	19.24%

Menor	240	38.90%	12.44%
Percentagem de TDDI = (TDDI/TD x 100)	Percentagem de TDDI = (617/1928 x 100)		31.99%

TD- Número total de medicamentos analisados, **TDDI-** Total de interações medicamentosas encontradas

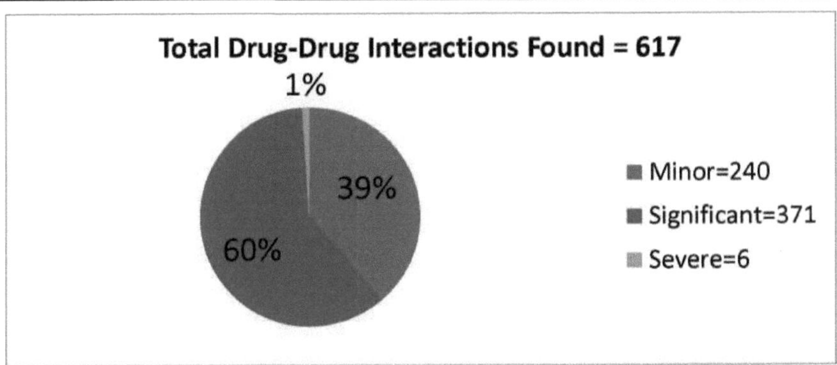

Figura 6.2: Número total de interações medicamentosas encontradas, classificadas como graves, significativas e ligeiras

(6.4) A Drug Utilization Review também estuda outros factores ou parâmetros do padrão de utilização de medicamentos. A taxa de incidência destes parâmetros, a descrição destes parâmetros e a percentagem da taxa de incidência dos mesmos são apresentadas na tabela 6.4 e na figura 6.3. O fator mais comum encontrado no âmbito da DUR estudada é o abuso clínico ou utilização indevida 66 (33,16%) e a interação medicamentosa 63 (31,65%) do número total de 199 casos em estudo.

Tabela 6.4: Incidência de outros objectivos DUR estudados

Sr. Não.	Factores	Descrição	Incidência no total de casos em estudo	Incidência Percentagem no total de casos em estudo (ou seja, 199 casos)
A	Duplicação	Se duas ou mais	16	8.04%

		preparações de corticosteróides forem utilizadas consecutivamente.		
B	Interação entre medicamentos e doenças	Corticosteroide contraindicado na doença.	63	31.65%
C	Dosagem inadequada de medicamentos	A dosagem incorrecta de medicamentos inclui erros de escrita de doses erradas.	07	3.51%
D	Duração inadequada	A duração só é afetada se o corticosteroide for interrompido abruptamente após uma dose elevada ou se for utilizado durante muito tempo para um tratamento não indicado.	07	3.51%
E	Abuso clínico ou utilização indevida	Se for detectada uma interação entre doenças ou uma interação medicamentosa grave. Este ponto não põe em causa a	66	33.16%

<table>
<tr><td></td><td></td><td>capacidade de diagnóstico e de prescrição do médico.</td><td></td><td></td></tr>
</table>

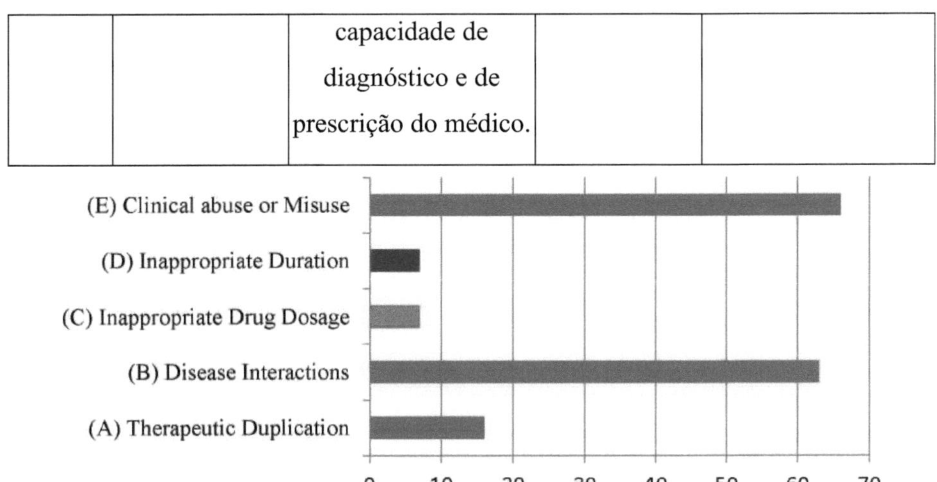

Figura 6.3: Revisão da utilização de medicamentos: Objectivos do estudo

(6.5) As interações medicamentosas calculadas também são categorizadas de acordo com o mecanismo mais comum envolvido na incidência da interação medicamentosa. A incidência, a taxa de incidência e a percentagem da taxa de incidência são apresentadas no quadro 6.5 e na figura 6.4. O mecanismo mais comum responsável pela interação medicamentosa encontrado foi o que afecta a enzima CYP3A4 386 (62,56%), seguido do mecanismo que antagoniza o efeito ou diminui o efeito 51 (8,26%) e o mecanismo menos envolvido é a glicoproteína-P 15 (2,43%). Todos os outros parâmetros do mecanismo de afetação estudados também estão envolvidos numa percentagem significativa, como indicado.

Tabela 6.5: Incidência de interações medicamentosas com base no mecanismo envolvido

Mecanismo	Incidência	Incidência Taxa	Taxa de incidência Percentagem
Enzima que afecta o CYP3A4	386	0.6256	62.56%
Úlceras gastrointestinais	50	0.0811	8.10%
Antagonizar ou diminuir o efeito	51	0.0826	8.26%
Rutura de tendões	44	0.0713	7.13%

Diminuir o nível	21	0.0341	3.41%
P-glicoproteína	15	0.0243	2.43%
Hipocalemia	50	0.0810	8.11%
Total	**617**	1	**100%**

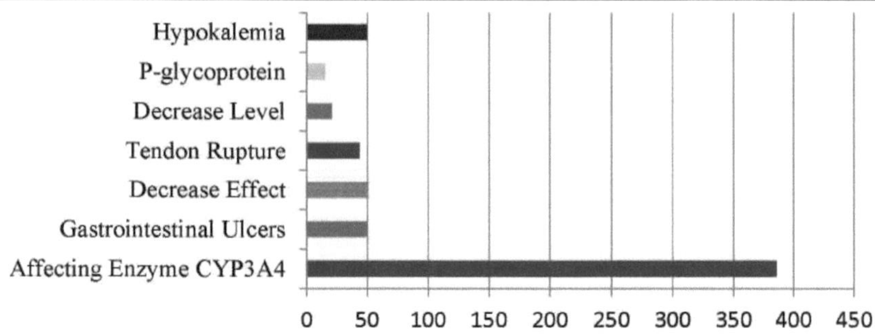

Figura 6.4: Diferenciação da incidência das interações medicamentosas de acordo com o mecanismo de afetação envolvido

(6.6) Há muitos pares de medicamentos envolvidos que causam interações medicamentosas, cujo resumo é apresentado no quadro 6.6, que abrange as interações graves, no quadro 6.7, que abrange as interações significativas, e no quadro 6.8, que abrange as interações menores. O breve mecanismo envolvido também é explicado com o par de interação de corticosteróides. A classe do outro fármaco envolvido também é indicada nos quadros.

Tabela 6.6: Interações medicamentosas graves encontradas no estudo

Drogas	Descrição
Dexametasona + Artemether (Antimalárico)	A dexametasona diminui o nível ou o efeito do artemeter ao afetar o metabolismo hepático ou intestinal da enzima CYP3A4 e vice-versa. Nunca utilizar em combinação. A coadministração com indutores fortes de CYP3A4 pode resultar numa diminuição das concentrações séricas e na perda de eficácia antimalárica.
Rifampina (antituberculoso) +	A rifampicina diminui o nível ou o efeito da dexametasona ao afetar o metabolismo hepático ou intestinal da enzima CYP3A4. Possível interação grave ou com risco de vida. Monitorizar

Dexametasona	atentamente. Utilizar alternativas, se disponíveis. Além disso, a rifampicina diminui o nível ou o efeito da dexametasona através do transportador de efluxo da glicoproteína P. É possível uma interação significativa, monitorizar de perto.

Tabela 6.7: Interações medicamentosas significativas encontradas no estudo

Name	Drug Class	Dexamethasone	Hydrocortisone	Prednisolone	Budesonide
Phenobarbital	Barbiturates	↓ effect by affecting CYP3A4	↓ effect by affecting CYP3A4	↓ effect by affecting CYP3A4	↓ effect by affecting CYP3A4
Metronid	Antiprot	↓ effect by	↓ effect by	↓ effect by	↓ effect by

azole	ozoal	affecting CYP3A4	affecting CYP3A4	affecting CYP3A4	affecting CYP3A4
Enoxaparin	Anticoagulants	↓ anticoagulant effects by ↑ coagulability; impair vascular integrity, ↑ bleeding risk	↓ anticoagulant effects by ↑ coagulabilit; impair vascular integrity, ↑ bleeding risk	↓ anticoagulant effects by ↑ coagulability; impair vascular integrity, ↑ bleeding risk	↓ anticoagulant effects by ↑ coagulability; impair vascular integrity, ↑ bleeding risk
Diclofenac	NSAIDS	Gastrointestinal Ulcers	Gastrointestinal Ulcers	Gastrointestinal Ulcers	Gastrointestinal Ulcers
Atorvastatin	Statins	↓ effect by affecting CYP3A4, also effect p-glycoprotein transport	↓ effect by affecting CYP3A4, also effect p-glycoprotein transport	↓ effect by affecting CYP3A4, also effect p-glycoprotein transport	↓ effect by affecting CYP3A4, also effect p-glycoprotein transport
Clopidrogrel	Antiplatelet	↓ effect by affecting CYP3A4	↓ effect by affecting CYP3A4	↓ effect by affecting CYP3A4	↓ effect by affecting CYP3A4
Ciprofloxacin	Fluoroquinolones	Tendon rupture	Tendon rupture	Tendon rupture	-------

Spironola ctone	Potassiu m Sparing Diuretic s	↑ effect by p-glycoprotein efflux transport	↑ effect by p-glycoprotein efflux transport	↑ effect by p-glycoprotei n efflux transport	↑ effect by p-glycoprotei n efflux transport
Alprazola m	Benzodi azepine	↓ effect by affecting CYP3A4	↓ effect by affecting CYP3A4	↓ effect by affecting CYP3A4	↓ effect by affecting CYP3A4
Midazola m	Benzodi azepine	↓ effect by affecting CYP3A4, also effect p-glycoprotein transport	↓ effect by affecting CYP3A4, also effect p-glycoprotein transport	↓ effect by affecting CYP3A4, also effect p-glycoprotei n transport	↓ effect by affecting CYP3A4, also effect p-glycoprotei n transport
Fluconaz ole	Antifun gal	↓ effect by affecting CYP3A4	↓ effect by affecting CYP3A4	↓ effect by affecting CYP3A4	↓ effect by affecting CYP3A4
Theophyl line	Methylx anthines	↓ effect by affecting CYP3A4	↓ effect by affecting CYP3A4	↓ effect by affecting CYP3A4	↓ effect by affecting CYP3A4
Ondanset ron	5-HT$_3$ Antagon ist	↓ effect by affecting CYP3A4	----------	------	--------
Aspirin	NSAID	Gastrointestina l Ulcers	Gastrointesti nal Ulcers	Gastrointes tinal Ulcers	Gastrointes tinal Ulcers
Tramadol	Opioid	↓ effect by	---------------	----------	--------

	Analgesic	affecting CYP3A4			
Phenytoin	Antiepileptic Drugs	↓ effect by affecting CYP3A4	↓ effect by affecting CYP3A4	↓ effect by affecting CYP3A4	↓ effect by affecting CYP3A4

Tabela 6.8: Interações medicamentosas menores encontradas no estudo

Name	Drug Class	Dexamethasone	Hydrocortisone	Prednisolone	Budesonide
Insulin or Glimeperide	Hypoglycemic Agents	↓ effects or action of hypoglycemic agents	↓ effects or action of hypoglycemic agents	↓ effects or action of hypoglycemic agents	↓ effects or action of hypoglycemic agents
Calcium Carbonate	Macronutrient	↓ level of calcium	↓ level of calcium	↓ level of calcium	↓ level of calcium
PPI(Rabeprazole, Pantoprazole, Omeprazole	Proton Pump Inhibitors	↓ effect by affecting CYP3A4	------------	-----------	------------
Torsemide or Furosemide	Loop Ceiling Diuretics	Synergism, Risk of Hypokalemia	Synergism, Risk of Hypokalemia	Synergism, Risk of Hypokalemia	Synergism, Risk of Hypokalemia

Amitryptyline	Tricyclic Antidepressants	↓ effect by affecting CYP3A4	↓ effect by affecting CYP3A4	↓ effect by affecting CYP3A4	↓ effect by affecting CYP3A4
Zolpidem	Non-Benzodiazepine hypnotic	↓ effect by affecting CYP3A4	↓ effect by affecting CYP3A4	------------ -	------------ ---
Aspirin	NSAID	↓ level by ↓ renal Clearance	↓ level by ↓ renal Clearance	↓ level by ↓ renal Clearance	------------ ---
Amlodipine	Calcium Channel Blocker	↓ effect by affecting CYP3A4	↓ effect by affecting CYP3A4	↓ effect by affecting CYP3A4	↓ effect by affecting CYP3A4
Montelukast	Antileukotriene	↓ effect by affecting CYP3A4	↓ effect by affecting CYP3A4	↓ effect by affecting CYP3A4	↓ effect by affecting CYP3A4

CAPÍTULO 7.

Conclusão

(7) Conclusão:

(7.1) Este estudo observacional descritivo revela interações mais significativas, ou seja, 60,12%, o que torna necessária a monitorização das interações. O principal mecanismo responsável pelas interações medicamentosas no estudo está relacionado com a enzima CYP3A4, que é afetada e causa 60,56% de interações.

(7.2) Esta situação revela uma necessidade premente de serviços de farmacêuticos clínicos, que farão tudo o que for necessário relativamente à verificação da interação, à verificação das reacções adversas a medicamentos (RAM) e à verificação de qualquer tipo de abuso clínico ou utilização indevida de medicamentos.

(7.3) Mostra também a necessidade de monitorização informatizada da prescrição para retificar e verificar os erros relacionados com a prescrição e as interações.

(7.4) As interações medicamentosas podem ser verificadas através da utilização de diferentes bases de dados de medicamentos, como Medscape, Toxindex, MEDRA, UPTODATE, etc., o que pode conduzir a melhores cuidados de saúde e, consequentemente, a um melhor sistema de prestação de cuidados de saúde de qualidade.

(7.5) Na Índia, há muito menos utilização de sistemas informatizados de prescrição e monitorização, mas há um grande número de doentes que vêm fazer exames de rotina ou acidentais nos hospitais. Por isso, é necessário que os revisores clínicos de medicamentos controlem a prescrição e apoiem os cuidados de saúde e implementem práticas de qualidade com trabalho de equipa.

CAPÍTULO 8.

BIBLIOGRAFIA

(8) Bibliografia:

• Allen A, Down G, Newland A, Reynard K, Rousell V, Salmon E & Scott R, 2007, Absolute Bioavailability of intranasal Fluticasone Furoate in Healthy Subjects, Clinical Therapeutics, 29, 1415-1420.

• Arkwright P D, Motala C, Subramanian H, Spergel J, Schneider L C & Wollenberg A, 2013, Management of Difficult-To-Treat Atopic Dermatitis, The, JOURNAL of Allergy and Clinical Immunology: in Practice, 1, 142-151.

• Barnes P J, 2010, inhaled Corticosteroids, Pharmaceuticals, 3, 514-540.

• Barnes P J & Pedersen S, 1993, Efficacy and Safety of inhaled Corticosteroids in Asthma, American Review of Respiratory Disease, 148, S1-S26.

• Beale R, Janes J M, Brunkhorst F M, Dobb G, Levy M M, Martin G S, Ramsay G, Silva E, Sprung10 C L & Vallet11 B, 2010, Research Global Utilization of Low-Dose Corticosteroids in Severe Sepsis and Septic Shock: A Report From The Progress Registry.

• Bergeson K, Rogers N & Prasad S, 2013, Corticosteroids for A Sore Throat?, The, Journal of Family Practice, 62, 372.

• Cabré E, Rodríguez-Iglesias P, Caballería J, Quer J C, Sánchez-Lombraña J L, Parés A, Papo M, Planas R & Gassull M A, 2000, Short - And Long-Term Outcome of Severe Alcohol-Induced Hepatitis Treated with Steroids or Enteral Nutrition: A Multicenter Randomized Trial, Hepatology, 32, 36-42.

• Carlos G, Uribe P & Fernández-Peñas P, 2013, Rational Use of Topical Corticosteroids an independent Review, 157.

• Chen C-Y, Halpin C & Rauch S D, 2003, oral Steroid Treatment of Sudden

Sensorineural Hearing Loss: A Ten Year Retrospective analysis, Otology & Neurotology, 24, 728-733.

• Criswell L, Saag K, Sems K, Welch V, Shea B, Wells G A & Suarez-Almazor M E, 1998, Moderate-Term, Low-Dose Corticosteroids for Rheumatoid Arthritis, The Cochrane Library.

• Czock D, Keller F, Rasche F M & Häussler U, 2005, Pharmacokinetics and Pharmacodynamics of Systemically Administered Glucocorticoids, Clinical Pharmacokinetics, 44, 61-98.

• Dahl J & Hammert W C, 2012, Overview of injectable Corticosteroids, The, Journal of Hand Surgery, 37, 1715-1717.

• Daley-Yates P, Kunka R, Yin Y, andrews S, Callejas S & Ng C, 2004, Bioavailability of Fluticasone Propionate and Mometasone Furoate Aqueous Nasal Sprays, European, Journal of Clinical Pharmacology, 60, 265-268.

• Demoly P, 2008, Safety of intranasal Corticosteroids in Acute Rhinosinusitis, American, Journal of Otolaryngology, 29, 403-413.

• Dipiro J T, Talbert R L, Yee G, Matzke G R, Wells B G & Posey L M, Pharmacotherapy 3rd, 2008, Pathophysiologic Approach, Mcgraw Hill Companies, South Carolina.

• Donohoe K, Vaughn L M, Patel J & Clare D M, 2014, Medication Use Evaluation (MUE): A Review of Current Literature and How-To Guide for Preceptors and Pharmacy Students, Currents in Pharmacy Teaching and Learning, 6, 699-705.

• Drummond M B, Dasenbrook E C, Pitz M W, Murphy D J & Fan E, 2008, Inhaled Corticosteroids in Patients with Stable Chronic Obstructive Pulmonary Disease: A Systematic Review and Meta-Analysis, Jama, 300, 2407-2416.

• Egerman R S, Mercer B M, Doss J L & Sibai B M, 1998, A Randomized, Controlled Trial of oral and intramuscular Dexamethasone in The Prevention of Neonatal Respiratory Distress Syndrome, American, Journal of Obstetrics and Gynecology, 179, 1120-1123.

• Elliott A M, Luzze H, Quigley M A, Nakiyingi J S, Kyaligonza S, Namujju P B, Ducar C, Ellner J J, Whitworth J A & Mugerwa R, 2004, Um ensaio aleatório, em dupla ocultação e controlado por placebo sobre a utilização de prednisolona como adjuvante do tratamento na tuberculose pleural associada ao VIH-1, Journal of infectious Diseases, 190, 869-878.

• Engel M E, Matchaba P T & Volmink J, 2007, Corticosteroids for Tuberculous Pleurisy, The Cochrane Library.

• Erhuma A M, 2012, Glucocorticoids: Grupo bioquímico que desempenha papel fundamental na programação fetal da doença adulta, intech Open Access Publisher.

• Fardet L, Kassar A, Cabane J & Flahault A, 2007, Corticosteroid-Induced Adverse Events in Adults, Drug Safety, 30, 861-881.

• Galarza I, Canete C, Granados A, Estopa R & Manresa F, 1995, Randomised Trial of Corticosteroids in The Treatment of Tuberculous Pleurisy, Thorax, 50, 1305-1307.

• Garzia P, Borsting E, Nicholson S, Press L, Scheiman M & Solan H, 2008, Optometric Clinical Practice Guideline: Care of The Patient with Learning Related Vision Problems St Louis: American Optometric Association, 7-8.

• Goren J L & Tewksbury A, 2013, Drug interactions and Polypharmacy Polypharmacy in Psychiatry Practice, Volume 1, Springer.

• Gupta P & Bhatia V, 2008, Corticosteroid Physiology and Principles of Therapy, The indian, Journal of Pediatrics, 75, 1039-1044.

• Habib G, Bashir M & Jabbour A, 2008, increased Blood Glucose Levels Following intra-Articular injection of Methylprednisolone Acetate in Patients with Controlled Diabetes and Symptomatic Osteoarthritis of The Knee, annals of The Rheumatic Diseases, 67, 1790-1791.

• Habib G & Safia A, 2009, The Effect of intra-Articular injection of Betamethasone Acetate/Betamethasone Sodium Phosphate On Blood Glucose Levels in Controlled Diabetic Patients with Symptomatic Osteoarthritis of The Knee, Clinical Rheumatology, 28, 85-87.

• Hafezi-Moghadam A, Simoncini T, Yang Z, Limbourg F P, Plumier J-C, Rebsamen M C, Hsieh C-M, Chui D-S, Thomas K L & Prorock A J, 2002, Acute Cardiovascular Protective Effects of Corticosteroids Are Mediated By Non-Transcriptional Activation of Endothelial Nitric Oxide Synthase, Nature Medicine, 8, 473-479.

• Handa R, 2012, Corticosteróides em Reumatologia: Use, Misuse or Plain Abuse?, Japi, 60, 41.

• Hansen R A, Gartlehner G, Lohr K N, Carson S & Carey T, 2005, Drug Class Review On inhaled Corticosteroids, Centro de Práticas Baseadas em Evidências.

• Hengge U R, Ruzicka T, Schwartz R A & Cork M J, 2006, Adverse Effects of Topical Glucocorticosteroids,, Journal of The American Academy of Dermatology, 54, 1-15.

• Hennessy S, Bilker W B, Zhou L, Weber A L, Brensinger C, Wang Y & Strom B L, 2003, Retrospective Drug Utilization Review, Prescribing Errors, and Clinical Outcomes, Jama, 290, 1494-1499.

• Hilal-Dandan R & Brunton L, 2013, Goodman and Gilman Manual of Pharmacology and Therapeutics, Mcgraw Hill Professional.

• Imperiale T F & Mccullough A J, 1990, Do Corticosteroids Reduce Mortality From Alcoholic Hepatitis? A Meta-Analysis of The Randomized Trials, annals of internal Medicine, 113, 299-307.

• Israels L, 1964, The Use of Corticosteroids in Non-Neoplastic Blood Disorders, Canadian Medical Association, Journal, 90, 1467.

• Jackson R, 1963, Current Concepts in Dermatology: III, The Use of Radiotherapy and Corticosteroids, Canadian Medical Association, Journal, 89, 888.

• Kadhiravan T & Deepanjali S, 2010, Role of Corticosteroids in The Treatment of Tuberculosis: an Evidence-Based Update (O papel dos corticosteróides no tratamento da tuberculose: uma atualização baseada em provas).

• Kelly H W, 2009, Comparison of inhaled Corticosteroids: an Update, annals of Pharmacotherapy, 43, 519-527.

• Lansang M C & Hustak L K, 2011, Diabetes induzida por glucocorticóides e supressão adrenal: Como Detectá-los e Gerenciá-los Cleveland Clinic,, Journal of Medicine, 78, 748-756.

• Lavelle W, Lavelle E D & Lavelle L, 2007, Injecções intra-articulares, Anesthesiology Clinics, 25, 853-862.

• Liu D, Ahmet A, Ward L, Krishnamoorthy P, Mandelcorn E D, Leigh R, Brown J P, Cohen A & Kim H, 2013, Um Guia Prático para a Monitorização e Gestão das Complicações da Terapia Sistémica com Corticosteróides, Allergy Asthma Clin Immunol, 9, 30.

• Mani P, Neelesh M, Sourabh K & Gaurav M, 2015, Tratamento e reposição do trato Gi com terapia de regime combinado (CRT) de medicina alopática (Ppis) e ayurvédica (Aloe Vera) na doença da úlcera péptica para combater a recaída, Journal Gastrointest Dig Syst, 5, 2.

• Mason P E, Al-Khafaji A, Milbrandt E B, Suffoletto B P & Huang D T, 2009 Corticus: O fim do amor incondicional pelo uso de esteróides?, Critical Care, 13, 309.

• Mathurin P, 2005, Corticosteroids for Alcoholic Hepatitis-What's Next?, Journal of Hepatology, 43, 526-533.

• Mazziotti G, Gazzaruso C & Giustina A, 2011, Diabetes in Cushing Syndrome: Basic and Clinical Aspects, Trends in Endocrinology & Metabolism, 22, 499-506.

• Miracle X, Di Renzo G C, Stark A, Fanaroff A & Carbonell-Estrany X, 2008, Guideline for The Use of antenatal Corticosteroids for Fetal Maturation, Journal of Perinatal Medicine, 36, 191-196.

• Moore T, Bykov A, Savelli T & Zagorski A, 1997, Guidelines for Implementing Drug Utilization Review Programs in Hospitals Arlington: Management Sciences for Health.

• Nave R, Herzog R, Laurent A & Wingertzahn M A, 2009, Pharmacokinetics of Ciclesonide and Desisobutyryl Ciclesonide After Administration Via Aqueous Nasal Spray or Hydrofluoroalkane Nasal Aerosol Compared with orally inhaled Ciclesonide:

an Open-Label, Single-Dose, Three-Period Crossover Study in Healthy Volunteers, Clinical Therapeutics, 31, 2988-2999.

• Neustadt D H, 2006, Injecções intra-articulares para a osteoartrite do joelho Cleveland Clinic, Journal of Medicine, 73, 897-898.

• O'shea R & Mccullough A J, 2006, Steroids or Cocktails for Alcoholic Hepatitis, Journal of Hepatology, 44, 633-636.

• O'byrne P M, Pedersen S, Busse W W, Tan W C, Chen Y-Z, Ohlsson S V, Ullman A, Lamm C J & Pauwels R A, 2006, Effects of Early intervention with inhaled Budesonide On Lung Function in Newly Diagnosed Asthma, Chest Journal, 129, 1478-1485.

• Parthasarathi G, Nyfort-Hansen K & Nahata M C, 2004, A Text Book of Clinical Pharmacy Practice: Essential Concepts and Skills, orient Blackswan.

• Peng C C, Glassman P A, Marks I R, Fowler C, Castiglione B & Good C B, 2002, Retrospective Drug Utilization Review: incidence of Clinically Relevant Potential Drug-Drug interactions in A Large Ambulatory Population, Journal of Managed Care Pharmacy (JMCP), 9, 513-522.

• Penney G, 1999, Antenatal Corticosteroids To Prevent Respiratory Distress Syndrome, Royal College of Obstetricians and Gynaecologists.

• Phillips M, Curtis H, Portmann B, Donaldson N, Bomford A & O'grady J, 2006, Antioxidants Versus Corticosteroids in The Treatment of Severe Alcoholic Hepatitis-A Randomised Clinical Trial, Journal of Hepatology, 44, 784-790.

• Poetker D M & Reh D D, 2010, A Comprehensive Review of The Adverse Effects of Systemic Corticosteroids Otolaryngologic, Clinics of North America, 43, 753-768.

• Price D, Yawn B, Brusselle G & Rossi A, 2013, Risk-To-Benefit Ratio of inhaled Corticosteroids in Patients with Copd, Prim Care Respir J, 22, 92100.

• Qaseem A, Wilt T J, Weinberger S E, Hanania N A, Criner G, Van Der Molen T, Marciniuk D D, Denberg T, SchüNemann H & Wedzicha W, 2011, Diagnosis and Management of Stable Chronic Obstructive Pulmonary Disease: A Clinical Practice

Guideline Update From The American College of Physicians, American College of Chest Physicians, American Thoracic Society, and European Respiratory Society annals of internal Medicine, 155, 179-191.

• Rambaldi A, Saconato H, Christensen E, Thorlund K, Wetterslev J & Gluud C, 2008, Systematic Review: Glucocorticosteroids for Alcoholic Hepatitis-A Cochrane Hepato-Biliary Group Systematic Review with Meta-Analyses and Trial Sequential analyses of Randomized Clinical Trials, Alimentary Pharmacology & Therapeutics, 27, 1167-1178.

• Richard E, Fernandez-Real J-M, Lopez-Bermejo A, Ricart W, Déchaud H, Pugeat M & Moisan M-P, 2009, Corticosteroid Binding Globulin and Glucocorticoid Recetor Genotypes influence Body Composition in A Male Population, Internal Journal of Genetic Molecular Biology, 1, 5963.

• Robbins S L & Cotran R S, 1979, Pathologic Basis of Disease, Saunders.

• Roberts D & Dalziel S, 2006, Antenatal Corticosteroids for Accelerating Fetal Lung Maturation for Women At Risk of Preterm Birth (Review) Cochrane Database Syst Rev, 3.

• Roy A, Battle K, Lurslurchachai L, Halm E A & Wisnivesky J P, 2011, Inhaler Device, Administration Technique, and Adherence To inhaled Corticosteroids in Patients with Asthma, Prim Care Respir Journal, 20, 148-54.

• Saif S, 2005, Pharmacology Review for Medical Students Cbs Publishers & Distributors, New Dehli, Bangalore.

• Sastre J & Mosges R, 2012, Local and Systemic Safety of intranasal Corticosteroids Journal of Investig Allergol Clin Immunol, 22, 1-12.

• Singer B, 1972, Adrenal Corticosteroids--Physiological Considerations Bmj, 1, 36-39.

• Singh A M, Dahlberg P, Burmeister K, Evans M D, Gangnon R, Roberg K A, Tisler C, Dasilva D, Pappas T & Salazar L, 2013, Inhaled Corticosteroid Use Is Associated with increased Circulating T Regulatory Cells in Children with Asthma, Clin Mol Allergy, 11, 1.

• Smego R & Ahmed N, 2003, A Systematic Review of The Adjunctive Use of Systemic Corticosteroids for Pulmonary Tuberculosis The international, Journal of Tuberculosis and Lung Disease, 7, 208-213.

• Society of Multiple Sclerosis, 2008, Recommendations Regarding Corticosteroids in The Management of Multiple Sclerosis National Multiple Sclerosis Society, Nova Iorque.

• Sprung C L, Annane D, Keh D, Moreno R, Singer M, Freivogel K, Weiss Y G, Benbenishty J, Kalenka A & Forst H, 2008, Hydrocortisone Therapy for Patients with Septic Shock New England, Journal of Medicine, 358, 111.

• Srinivasan M, Mascarenhas J, Rajaraman R, Ravindran M, Lalitha P, Glidden D V, Ray K J, Hong K C, Oldenburg C E & Lee S M, 2012, Corticosteroids for Bacterial Keratitis: The Steroids for Corneal Ulcers Trial (Scut), Archives of Ophthalmology, 130, 143-150.

• Strickland S L, Rubin B K, Drescher G S, Haas C F, O'malley C A, Volsko T A, Branson R D & Hess D R, 2013, Diretriz de Prática Clínica da Aarc: Effectiveness of Nonpharmacologic Airway Clearance Therapies in Hospitalized Patients, Respiratory Care, 58, 2187-2193.

• Suissa S & Barnes P, 2009, Inhaled Corticosteroids in Copd: The Case Against European Respiratory, Journal, 34, 13-16.

• Tang B M, Craig J C, Eslick G D, Seppelt I & Mclean A S, 2009, Use of Corticosteroids in Acute Lung injury and Acute Respiratory Distress Syndrome: A Systematic Review and Meta-Analysis* Critical Care Medicine, 37, 1594-1603.

• Thwaites G E, Macmullen-Price J, Chau T T H, Mai P P, Dung N T, Simmons C P, White N J, Hien T T, Summers D & Farrar J J, 2007, Serial Mri To Determine The Effect of Dexamethasone On The Cerebral Pathology of Tuberculous Meningitis: an Observational Study, The Lancet Neurology, 6, 230-236.

• Tita A T & Ramsey P S, 2006, Corticosteroids and Hellp American, Journal of Obstetrics & Gynecology, 195, E7.

- Todd G, Acerini C, Ross-Russell R, Zahra S, Warner J & Mccance D, 2002, Survey of Adrenal Crisis Associated with inhaled Corticosteroids in The United Kingdom, Archives of Disease in Childhood, 87, 457-461.

- Tom W L, Feldman S R, Hanifin J M, Simpson E L, Berger T G, Bergman J N, Cohen D E, Cooper K D, Cordoro K M & Davis D M, 2014, Diretrizes de cuidados para a gestão da dermatite atópica, Journal of The American Academy of Dermatology, 70.

- Townsend G C & Scheld W M, 1996, The Use of Corticosteroids in The Management of Bacterial Meningitis in Adults, Journal of antimicrobial Chemotherapy, 37, 1051-1061.

- Tripathi K, 2013, Essentials of Medical Pharmacology, Jp Medical Ltd.

- Triplitt C, Reasner C & Isley W, 2008, Capítulo 77 Diabetes Mellitus Dipiro Jt, Talbert Rl, Yee Gc, Matzke Gr, Well Bg, Posey M: Pharmacotherapy: A Pathophysiologic Approach, 7e.

- Tunkel A R, Hartman B J, Kaplan S L, Kaufman B A, Roos K L, Scheld W M & Whitley R J, 2004, Practice Guidelines for The Management of Bacterial Meningitis, Clinical infectious Diseases, 39, 1267-1284.

- Vardanyan R & Hruby V, 2006, Synthesis of Essential Drugs, Elsevier.

- Yawn B P, Li Y, Tian H, Zhang J, Arcona S & Kahler K H, 2013, Inhaled Corticosteroid Use in Patients with Chronic Obstructive Pulmonary Disease and The Risk of Pneumonia: A Retrospective Claims Data analysis international, Journal of Chronic Obstructive Pulmonary Disease, 8, 295.

- Younes M, Neffati F, Touzi M, Hassen-Zrour S, Fendri Y, Bejia I, Amor A B, Bergaoui N & Najjar M F, 2007, Systemic Effects of Epidural and intra-Articular Glucocorticoid in Diabetic and Non-Diabetic Patients, Joint Bone Spine, 74, 472-476.

CAPÍTULO 9.

ANEXO

(9) Anexo:

(9.1) Formulário de recolha de dados

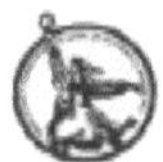

PATIENT DATA COLLECTION FORM

Patient Number:	**Ward/Unit:**
Sex:	**Age:**
Height:	**Weight:**

Complaints on Admission:

Physical Examination:

Central Nervous System (Orientation/Head/Consciousness/Calm/Aggressive/Depression):

Cardiovascular (Edema/ Pallor /Koilonychia /Cyanosis /Clubbing / Icterus / Lymphatic Node enlargement)

BP: PR: Heart:

Body Temperature:

Respiratory (Nose/Thorax/Respiratory Rate):

Gastrointestinal (Abdominal/diarrhea/constipation/Pain):

Senses (Eyes/Smell/Hearing/Pain/Taste):

Genito-urinary system (Urination/Uterus/Testis):

Medical & Medication History: Allergy History **(Drug/Food/Herb/Substance): Social History (Diet/Addict):**	**Family Medical History:**

Provisional Diagnosis:

Drug Utilization Review on Corticosteroids Use in a Tertiary Care Teaching Hospital

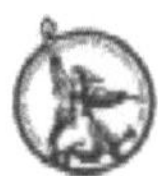

Routine Biochemical Investigations:

Parameters		Observed value	Normal Range	Parameter	Observed Value	Normal Range
HEMATOLOGY:				LIPID:		
Hemoglobin	M		14-18g/dL	Total cholesterol		<5.2mmol/L
	F		12-16g/dL	LDL		<4.13mmol/L
Hemoglobin A1c	-			HDL		1.03mmol/L
RBC	M		4.3-5.9x10^{12}/L	Triglycerides		<1.70mmol/L
Hematocrit	M		0.39-0.49	DIABETOLOGY:		
	F		0.33-0.43	Fasting Glucose		70-99 mg/dL
ESR	M		0-15 mm/h	Pre-Prandial Glucose		70-130 mg/dL
	F		0-20 mm/h	Post-Prandial Glucose		>140 mg/dL
Iron	M		35-155ug/dL	Random Glucose		80-120mg/dL
	F		50-170ug/dL	RENAL:		
MCV			76-96fL.a	Blood Urea		15-45 mg/dL
MCH			27-32pg	BUN		5-17 mg/dL
MCHC			31-35%	Sr. Creatinine		0.8-1.3 mg/dL
TLC			4000-10000cumm	Sr. Uric acid		2.4-7.0 mg/dL
Neutrophils			40-70%	Sodium		135-155 mEq/L
Eosinophils			1-4%	Potassium		3.5-5.5 mEq/L
Basophils			0-0.5%	Chloride		98-107 mEq/L
Monocytes			2-8%	Calcium		9.2-11.0 mg/dL
Lymphocyte			20-45%	Bicarbonate		23-28 mEq/L
Platelets			1.5-4.0 Lakh/cumm	UROLOGY:		
PTI			90-100%	pH		5.0-9.0
BT			1-4 min	Sugar		100-260 mmol/d
CT			3-10 min	Protein		150 mg/d
PT			9-12 sec	Albumin		
TYPHI(widal card)			+/-	RBC		0-3 cells
LIVER:				WBC		0-1 cells
Bilirubin-Total			0.3-1.1mg/dL	EP Cell		Nil
Direct			0.1-0.5mg/dL	Puss cell		Nil
ALT			5-40 IU/L	Crystals		0-4
ALP			60-150 IU/L	Casts		
Unconjugated			0.2-0.7 mg/dL	OTHER INVESTIGATIONS:		
THYROID:						
T$_3$			1.2-2.1nmol/L			
T$_4$			70-151 nmol/L			
TSH			0.4-5 munits/L			
Free T$_3$			3.7-6.5pmol/L			
Free T$_4$			10.3-21.9pmol/L			

Interpretation in Consultation with Physician/Final Diagnosis in Consultation with Physician:

Drug Utilization Review on Corticosteroids Use
in a Tertiary Care Teaching Hospital

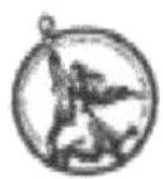

Pharmacotherapy:

Date	Brand Name	Generic Name + Indications	Strength Route Frequency Dose (mg/g/%)	Pt. Response/Investigations/Progress Compliance

Drug Utilization Review on Corticosteroids Use
in a Tertiary Care Teaching Hospital

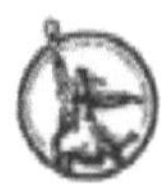

Any Other Details Required

Drug Utilization Review on Corticosteroids Use in a Tertiary Care Teaching Hospital

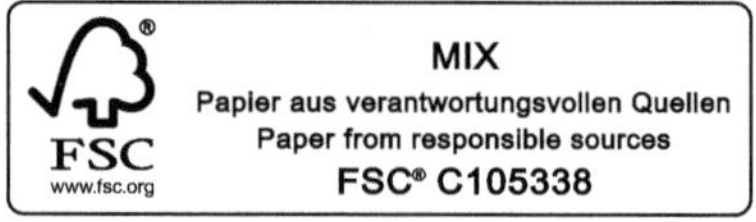

Printed by Books on Demand GmbH, Norderstedt / Germany